Thorsten Tschirner

BAUCH BEINE PO

südwest

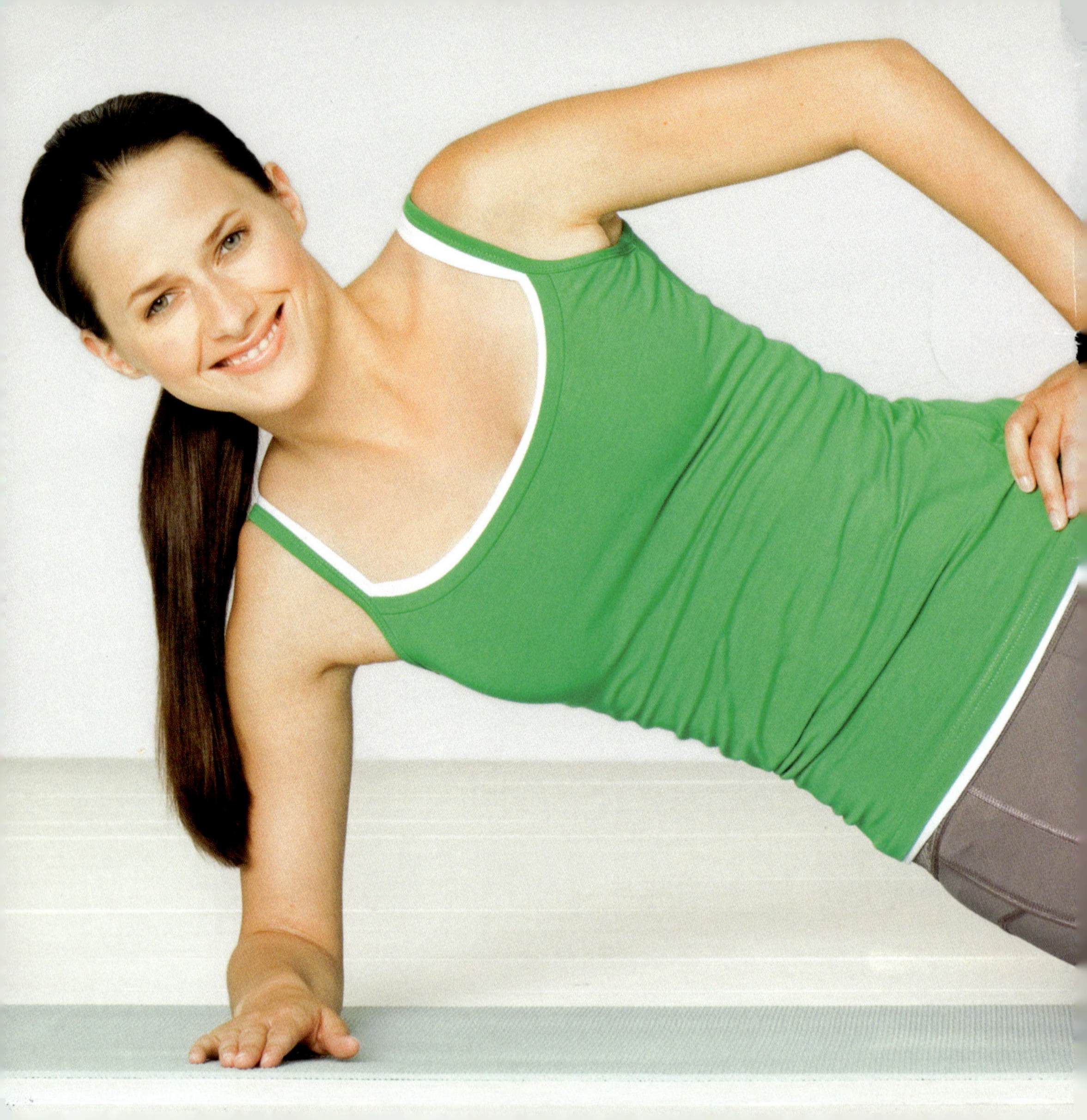

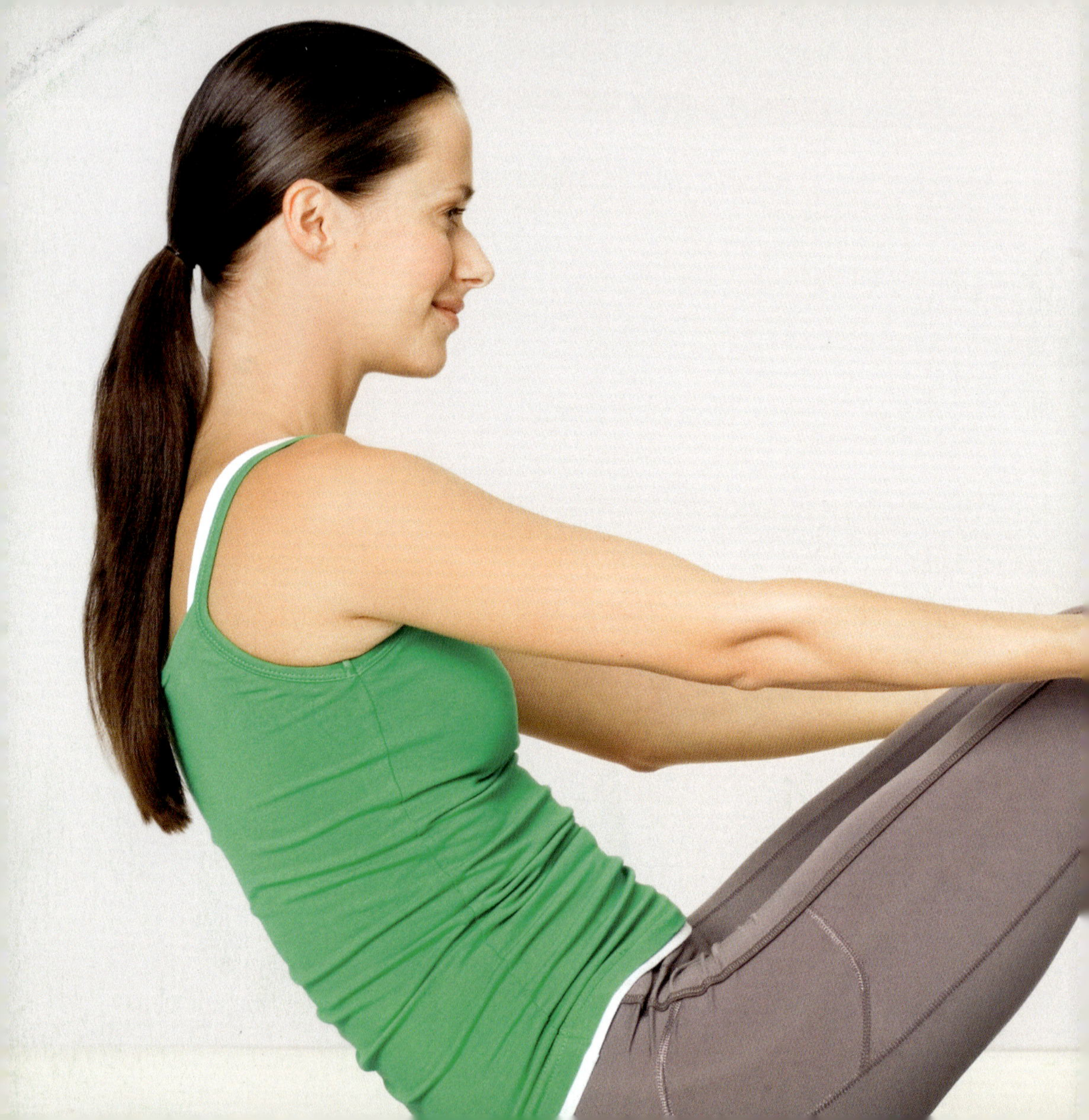

Einleitung

Ein straffer Bauch, wohlgeformte Beine und ein knackiger Po – wer wünscht sich das nicht? Dabei ist es gar nicht so schwer und mit weniger Zeitaufwand verbunden, als Sie denken, seiner Traumfigur ein Stück näherzukommen. Sie brauchen nichts weiter als eine Gymnastikmatte, ein Handtuch und sich selbst. Legen Sie los!

Fit und in Form

Hier zu viel, dort zu wenig – ärgern Sie die sogenannten Problemzonen? Sie wollen ein Work-out, mit dem Sie Bauch, Beine und Po nach Lust und Laune formen können?
Nur zu – durch die ausgewählten Übungen können Sie diese Partien ganz gezielt straffen und formen.
Auch Einsteiger dürfen sich freuen, denn die ersten Erfolge lassen nicht lange auf sich warten. Haben sich die Muskeln erst aufgebaut, fällt das Training leichter. Sie entwickeln ein neues Körpergefühl, und schon nach kurzer Zeit wird Fitness fester Bestandteil Ihres Lebens. Und nun nichts wie ran! Einmal angefangen, werden Sie garantiert nicht mehr aufhören wollen, denn Ihr neues Spiegelbild feuert Sie beständig an, weiterzumachen. Sie werden sehen!

Bleiben Sie am Ball!

Neben dem individuellen Trainingsplan ist die volle Konzentration auf das Work-out die Basis Ihres Erfolgs – denn Ihr Kopf ist die beste Energiequelle!
Nutzen Sie dieses Potenzial für den Aufbau Ihres Traumkörpers. Denn erfahrene Sportler wissen: Der Geist wird immer als Erstes schwach, nicht der Körper!
Glauben allein reicht jedoch nicht. Sie müssen fest davon überzeugt sein, dass Sie Ihre Ziele mit dem Work-out erreichen werden. Denn der Trainingserfolg hat nichts mit der Anzahl der ausgeführten Sätze oder der Übungsvarianten zu tun, er hängt maßgeblich von den positiven Bildern in Ihrem Kopf ab. Denkgewohnheiten sind nämlich schwerer zu beseitigen als körperliche Defizite. Bieten Sie Ihrem Körper deshalb ein paar geistige Schmankerl an.
Malen Sie sich aus, wie Sie aussehen werden, wenn Sie Ihre Fitnessziele erreicht haben. Ihr Unterbewusstsein schenkt Ihnen so zusätzliche Kraft.
Sehen Sie sich als Athletin und nicht als jemand, der nur gegen seine Pfunde kämpft. Ein solch positives Selbstbild hilft Ihnen, Ihre Ziele schneller zu erreichen.
Lassen Sie zu Beginn das Training vor Ihrem geistigen Auge ablaufen, und denken Sie nur an die angenehmen Ergebnisse – so werden die positiven Trainingseffekte vervielfacht.
Betonen Sie immer das, was Sie sich wünschen – und nicht das, was Sie nicht wollen. Denken Sie positiv! Kreieren Sie Ihr ganz persönliches Trainings-Mantra, etwa: »Ich schaffe das. Ich tue mir etwas Gutes.«

Bauen Sie die Übungen fest in Ihren Tagesablauf ein und trainieren Sie anfangs vor einem Spiegel, um die beanspruchten Körperstellen und Ihre Körperhaltung während der Übungsausführung genau im Auge zu behalten.
Wenn Ihnen schon nach kurzer Zeit das Training in Fleisch und Blut übergeht und Sie es sogar vermissen, müssen Sie sich über Ihre Motivation sowieso keine Gedanken mehr machen.

So trainieren Sie richtig

Ihr Erfolgsprogramm setzt sich aus den Top-Übungen für drei Körperbereiche zusammen:

- Bauch
- Beine
- Po

Zu jeder Übung ist alles Wichtige kurz und übersichtlich zusammengefasst. Des Weiteren haben Sie die Möglichkeit, mit der Variante für Einsteiger oder für Fortgeschrittene zu beginnen.
Welche Sie wählen, hängt immer von Ihrem derzeitigen Fitnessstand ab. Seien Sie in jedem Fall ehrlich zu sich selbst und über- oder unterschätzen Sie sich nicht.
Und so wird das Training ausgeführt:

- Beginnen Sie mit 1 bis 2 Sätzen pro Übung und steigern Sie sich später auf 3 Sätze.
- Legen Sie zwischen jedem Satz 30 bis 60 Sekunden Pause ein.
- Wiederholen Sie »einseitige« Übungen stets auf der anderen Seite.
- Trainieren Sie kurz, aber regelmäßig: mindestens 2 bis 3 Mal pro Woche.
- Die Übungen stets präzise, langsam und bewusst ausführen! Zu schnelle Bewegungen ohne Muskelspannung lassen den Trainingseffekt verpuffen.

Training für Einsteiger und Könner

Einsteiger trainieren sanft und stoppen deutlich vor der letztmöglichen Wiederholung. Könner halten bis zur letzten, aber korrekten Bewegungsausführung durch.

- Nehmen Sie die Übungsposition in 3 bis 4 Sekunden ein, halten in der maximalen Muskelverkürzung 2 Sekunden inne und gehen dann in etwa 4 Sekunden wieder zurück.
- Stabilisieren Sie zuerst die Position, bevor Sie den dynamischen Teil ausführen.
- Nutzen Sie den gesamten Bewegungs-

radius, ohne das Gelenk vollständig zu strecken. Stoppen Sie die Bewegung kurz davor. So bleibt die Muskulatur immer angespannt.

- Folgen Sie Ihren Bewegungen immer mit dem Blick.
- Atmen nicht vergessen! Während der Belastung ein- und bei der Entlastung ausatmen. Atmen Sie bei Halteübungen gleichmäßig weiter.
- Gönnen Sie Ihrem Körper als Auftakt und zum Ausklang jeweils für 8 bis 12 Minuten eine kurze Ausdauereinheit mit geringer bis mittlerer Belastungsintensität. Als Faustformel für die maximale Herzfrequenz gilt: Puls = 180 minus Lebensalter.
- Die Muskeln werden nicht während des Work-outs aufgebaut, sondern in der Regenerationsphase. Deshalb sollten 1 bis 2 Tage zwischen den Einheiten liegen. Danach reagieren die Muskeln viel effektiver auf die nächste Herausforderung.

Warm-up

Mit dem Aufwärmen bereiten Sie sich optimal auf das bevorstehende Work-out vor: Die Körperkerntemperatur steigt auf ideale 38,5 °C, Blut und Gewebeflüssigkeit werden dünnflüssiger, sämtliche Stoffwechselprozesse laufen schneller ab. Kurzum: Ihre physische und psychische Leistungsbereitschaft steigt. Mit dem Aufwärmen minimieren Sie außerdem das Verletzungsrisiko. Ideale Aufwärmübungen sind Seilspringen, Marschieren auf der Stelle, schnelles Treppensteigen oder Tanzen – einfach Musik auflegen und los geht's. Perfekt ist es, wenn Sie Ihre Muskulatur beim anschließenden Training vor jeder Übung durch einen »Aufwärmsatz« mit dem Bewegungsablauf vertraut machen. Führen Sie diesen Aufwärmsatz mit deutlich geringerem oder ohne Trainingsgewicht und mehreren Wiederholungen aus.

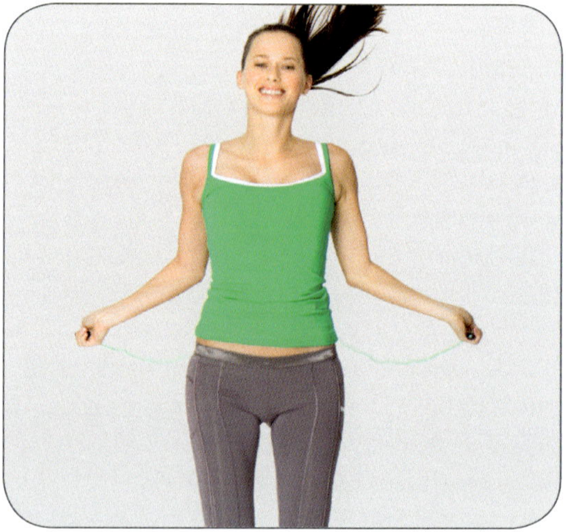

Cool-down

In der Phase des Abwärmens sollten sich Ihre beschleunigten Körperfunktionen wieder weitgehend normalisieren. Nach einer kurzen Ausdauereinheit mit geringer Intensität werden angefallene Stoffwechselendprodukte abgebaut und die geleerten Energiespeicher wieder aufgefüllt. Das ist wichtig, denn auch zur Entspannung benötigt Ihr Muskel weiterhin Energie.

Mit lockerem Gehen und leichtem Stretching entspannen sich Körper und Geist. Wählen Sie eine Stretchübung für jede Körperpartie aus. Die Dehnung halten Sie für je 15 bis 20 Sekunden und atmen dabei bewusst tief ein und aus. Abschließend entspannen Sie sich noch für einige Minuten und lassen die Dehnung nachspüren. Mit diesem Finale runden Sie Ihr Work-out perfekt ab. Sie erholen sich schneller und können das nächste Mal mit mehr Power trainieren!

Die Trainingsintensität steigern

Anschließend heißt es aber, bloß nicht vor Freude nachlassen! Denn bekommen Ihre Muskeln keine neuen Reize, verharren Sie auf dem gleichen Niveau.

Jetzt heißt das Motto: Steigern – aber richtig! Bevor Sie die Trainingsintensität durch zusätzliche Gewichte verschärfen, sollten Sie zunächst:

- die Trainingshäufigkeit erhöhen – trainieren Sie besser 3 Mal statt 2 Mal!
- den Trainingsumfang ausdehnen – führen Sie bei jeder Übung einen extra Satz aus!
- die Belastungsdauer verlängern – erhöhen Sie die Wiederholungszahl pro Satz!
- die Belastungsdichte steigern – verkürzen Sie die Pausen zwischen den Sätzen!
- die Geschwindigkeit reduzieren – führen Sie die Übungen während eines Satzes langsamer aus!

Variieren Sie außerdem mindestens eine Übung für jede Muskelgruppe. So werden andere Muskelfasern beansprucht und der einzelne Muskel wird langfristig leistungsfähiger und harmonischer geformt.

Haltung bewahren

Bei allen Übungen stets auf einen geraden Rücken achten, das heißt, das Steißbein nach unten und den Scheitelpunkt nach oben ziehen. Die Schulterblätter nach hinten unten und den Bauchnabel nach innen oben ziehen.

Bauch – attraktiver Blickfang

Ein trainierter Bauch ist nicht nur schön anzusehen, sondern spielt im wahrsten Sinne des Wortes auch eine »tragende Rolle«. Zusammen mit den Rückenmuskeln sind die Muskeln des Bauchs für die Stabilität Ihres Rumpfkorsetts verantwortlich und schützen die Wirbelsäule. Also: Lassen Sie hier gleich einmal Ihre Bauchmuskeln spielen!

Kleine Anatomie (Abb. oben)

Wenn Sie Ihren Rumpf bewegen, sind die Bauchmuskeln in der Regel auch daran beteiligt. Die verschiedenen Muskeln des Bauchs arbeiten immer gemeinsam, allerdings je nach Art der Bewegung in unterschiedlich großen Anteilen.

Beine in Bestform

Wohlgeformte Waden, trainierte Oberschenkel – Beine wollen nicht nur fit sein, sondern auch gefallen. Mit den ausgewählten Übungen auf den Seiten 25–33 werden sich Ihre Beine so straff wie nie anfühlen!

Kleine Anatomie (Abb. Mitte)

Ihre Beine bedürfen besonderer Aufmerksamkeit, da hier die verschiedensten Muskelgruppen am Werk sind. Für optimale Trainingsergebnisse sollten Sie daher die Übungen Ihres Programms etwa alle 6 Wochen variieren.

Wackel-Effekt für Profis

Führen Sie die Übungen auf einer instabilen Unterlage, zum Beispiel einem Kissen oder einer zusammengerollten Matte, aus. So werden nicht nur die großen, sondern auch die kleinen Muskelgruppen gefordert.

Po – sexy Rundungen

Einmal knackig, rund und sexy, bitte! Kaum ein Körperteil reagiert so schnell auf ein gutes Training wie der Po. Mit den Übungen auf den Seiten 34–41 wird Ihr Work-out zu einer runden Sache und Ihre Kehrseite ein wohlproportionierter Erfolg.

Kleine Anatomie (Abb. unten)

Ein strammer Po sieht verdammt gut aus und ist außerdem auf Schritt und Tritt im Einsatz – besonders beim Treppensteigen. Die Pomuskeln strecken die Hüfte und unterstützen das Spreizen der Beine (Abduktion). Großer, mittlerer und kleiner Gesäßmuskel arbeiten bei jeder Bewegung zusammen und garantieren so einen gelungenen Auftritt.

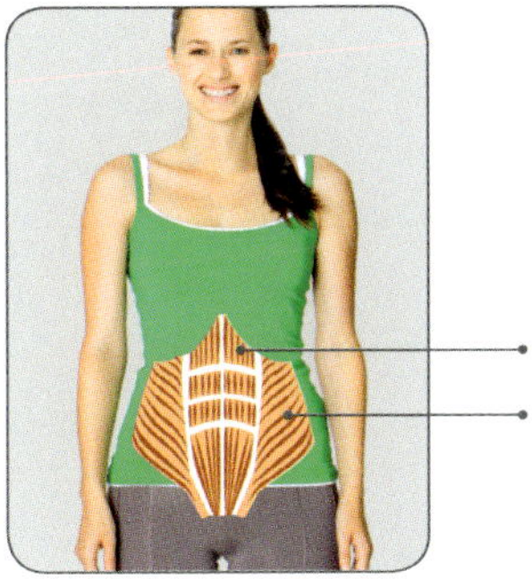
Gerader Bauchmuskel
Äußerer schräger Bauchmuskel

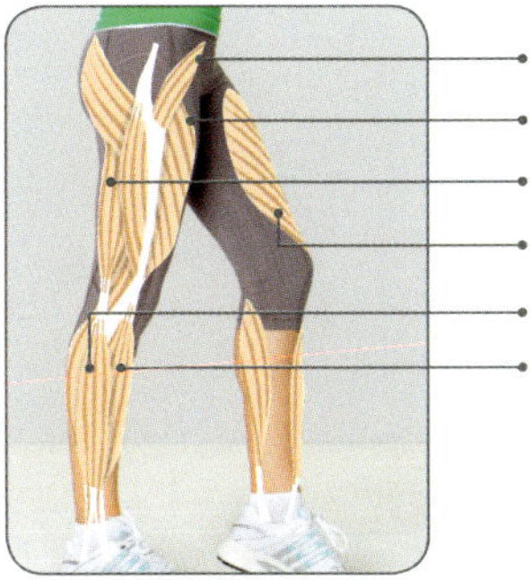
Hüftbeugemuskulatur
Vordere Oberschenkelmuskulatur
Hintere Oberschenkelmuskulatur
Innere Oberschenkelmuskulatur
Wadenmuskulatur
Schienbeinmuskulatur

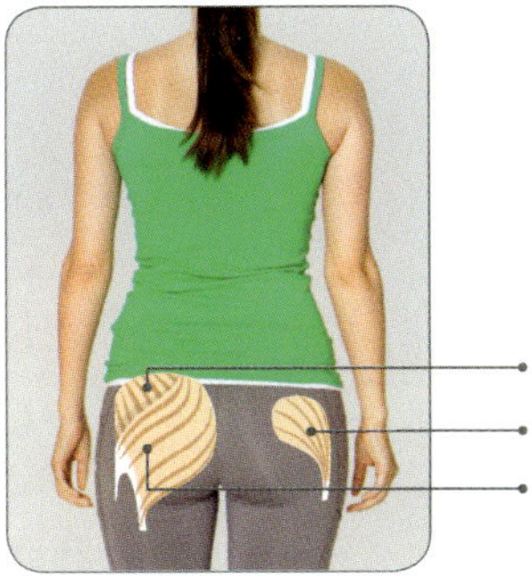
Mittlerer Gesäßmuskel
Kleiner Gesäßmuskel
Großer Gesäßmuskel

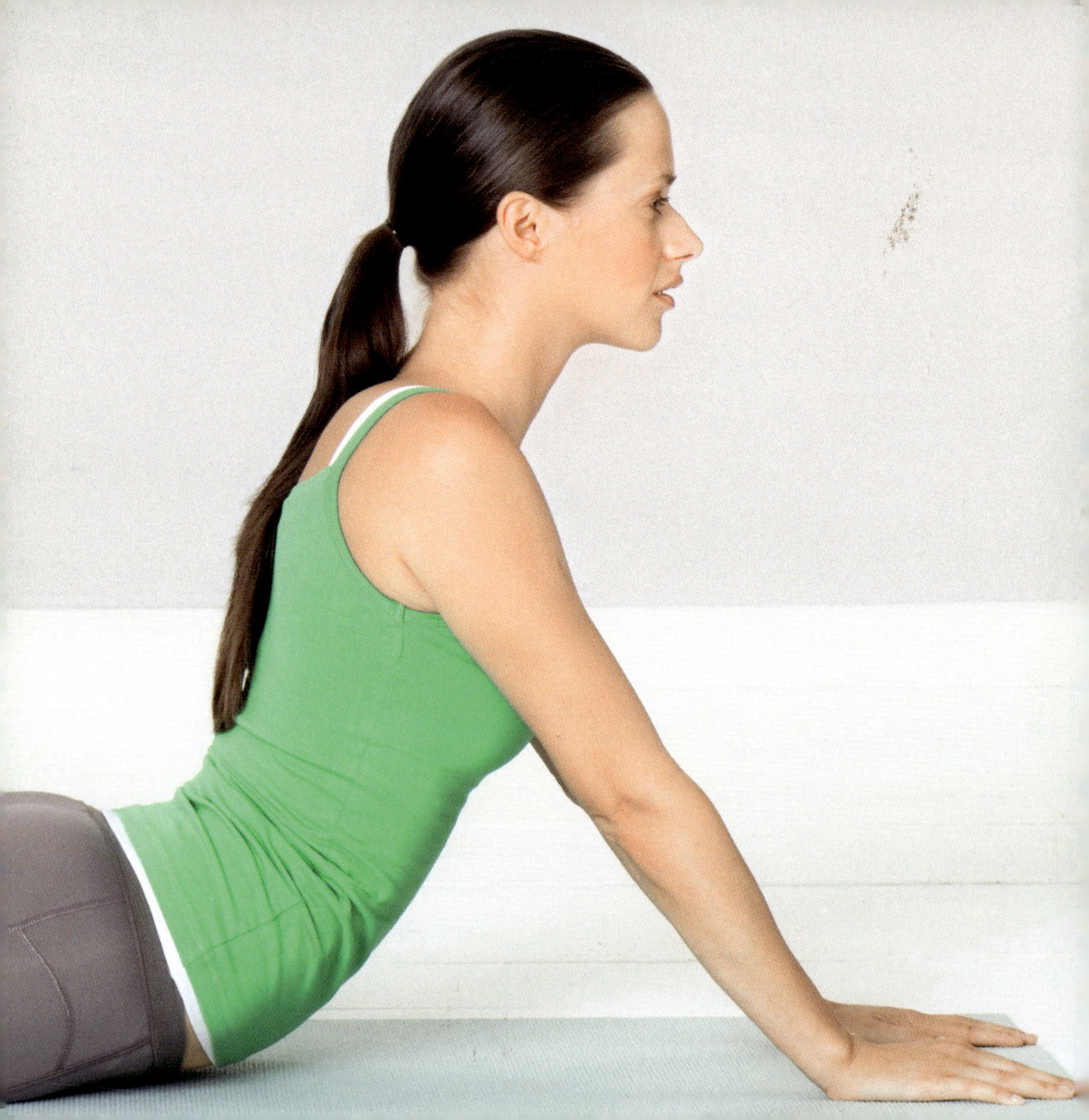

Die Übungen

Hier erfahren Sie, wie die Übungen richtig ausgeführt werden und was Sie dabei jeweils beachten sollten, damit Sie eine optimale Körperhaltung einnehmen. Je nachdem, wie fit Sie bereits sind, starten Sie mit den Übungen für Einsteiger oder Fortgeschrittene. Nach ein paar Trainingseinheiten können Sie die Intensität von Mal zu Mal steigern.

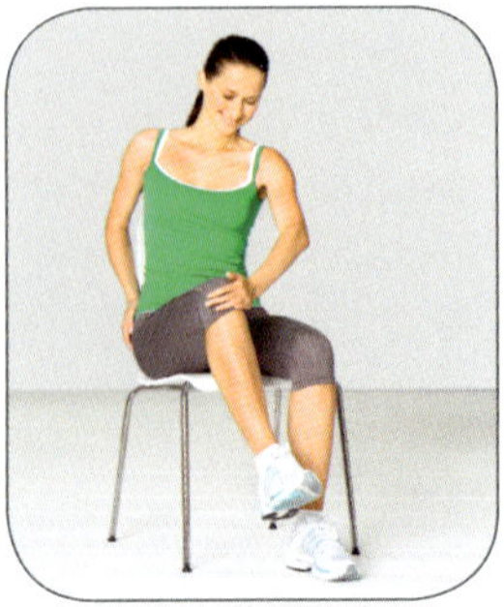

Für Einsteiger

- Start: Setzen Sie sich aufrecht auf einen Stuhl.
- Atmen Sie gleichmäßig aus und ein: Zuerst das rechte Knie in Richtung Bauch ziehen und mit der linken Hand gegen den Oberschenkel drücken. Einatmen und Bein abstellen.
- Beim nächsten Einatmen das linke Bein anheben.
- 6 bis 8 Mal die Spannung etwa 5 Sekunden halten.

Tipp Der Rücken bleibt gerade, das Brustbein angehoben.

Für Fortgeschrittene

- Start: Rückenlage. Beide Beine im 90-Grad-Winkel anheben und den Oberkörper aufrichten. Die Schulterblätter berühren dabei nicht den Boden.
- Ausatmen: Mit der linken Handfläche fest gegen den rechten Oberschenkel pressen. Das linke Bein nach vorn abgehoben ausstrecken.
- Diese Position 3 bis 4 Atemzüge lang halten, dann die Seite wechseln.
- 6 bis 7 Mal wiederholen.

Tipp Immer gleichmäßig weiteratmen, nicht die Luft anhalten.

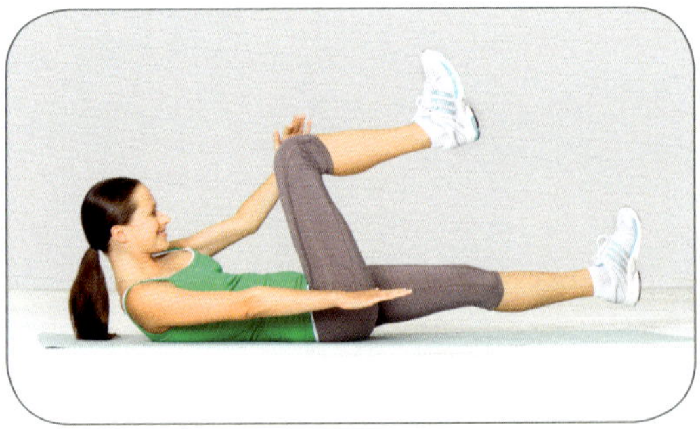

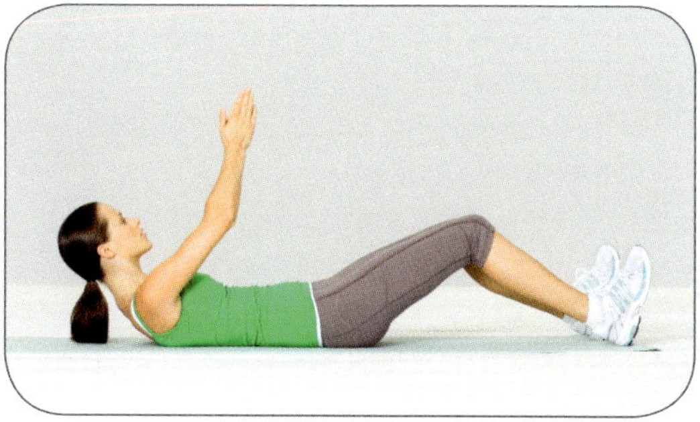

Für Einsteiger

- Start: Rückenlage. Beine anwinkeln und Füße hüftbreit aufstellen, Fersen in den Boden.
- Einatmen: Beide Arme vor der Brust anheben und die Handflächen wie zum Gebet aneinanderdrücken.
- Ausatmen: Bauchmuskeln anspannen, Oberkörper aufrollen und Hände nach oben strecken. Der Blick geht in Richtung Hände, Kinn nicht zur Brust ziehen. Die Position kurz halten.
- Einatmen: Absenken, ohne die Muskeln zu entspannen und ohne Schultern und Kopf abzulegen.
- 12 bis 15 Mal wiederholen.

Tipp Die unteren Rippen dabei zum Beckenknochen ziehen.

Für Fortgeschrittene

- Start: Mit angewinkelten Beinen auf die Matte setzen, Fersen in den Boden. Fuß, Knie und Hüfte bilden jeweils eine Linie. Hände mit den Handflächen nach oben neben den Knien halten.
- Ausatmen: Bauchnabel nach innen ziehen, die Lendenwirbelsäule nach hinten drücken. Den Rücken langsam Wirbel für Wirbel mit Bauchkraft zum Boden abrollen. Zuletzt folgen die Brustwirbel und Schultern.
- Aktivieren Sie zusätzlich die Beckenbodenmuskulatur, um den Rücken zu entlasten. Atmen Sie jetzt ein.
- Mit dem nächsten Ausatmen wieder langsam zurück zur Sitzposition hochrollen.
- 12 bis 15 Mal wiederholen.

Tipp Die Bewegung fließend ausführen.

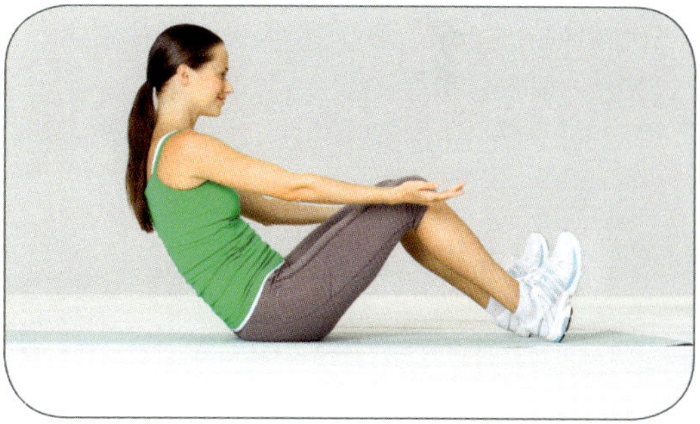

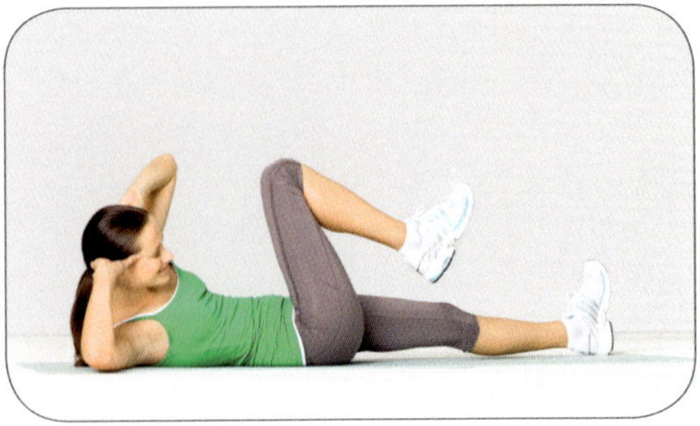

Für Einsteiger

- Start: Rückenlage. Die Hände sind seitlich an den Schläfen, die Ellbogen weit nach außen gestreckt. Linkes Bein am Boden ausstrecken und das rechte angewinkelt aufstellen.
- Ausatmen: Das rechte Bein und die linke Schulter langsam anheben. Den linken Ellbogen dabei zum rechten Knie führen. Position kurz halten.
- Einatmen: Gehen Sie langsam zurück in die Ausgangsstellung.
- 10 bis 15 Mal wiederholen, anschließend die Seite wechseln.

Tipp Bauchnabel nach innen und zu den Rippen hochziehen.

Für Fortgeschrittene

- Start: Rückenlage. Beine im 90-Grad-Winkel anheben, Waden parallel zum Boden. Den rechten Arm zur Seite strecken und ablegen. Der linke Arm ist gebeugt, die Hand an der Schläfe.
- Ausatmen: Linke Schulter und rechtes Knie zusammenführen. Die Schulterblätter dabei vom Boden lösen. Gleichzeitig das linke Bein diagonal nach oben strecken.
- Einatmen: Zurück in die Ausgangsposition, ohne zu entspannen und ohne die linke Schulter abzulegen.
- 10 bis 15 Mal wiederholen, dann die Seite wechseln.

Tipp Zwischen Brust und Kinn sollte eine Faustbreite Abstand sein.

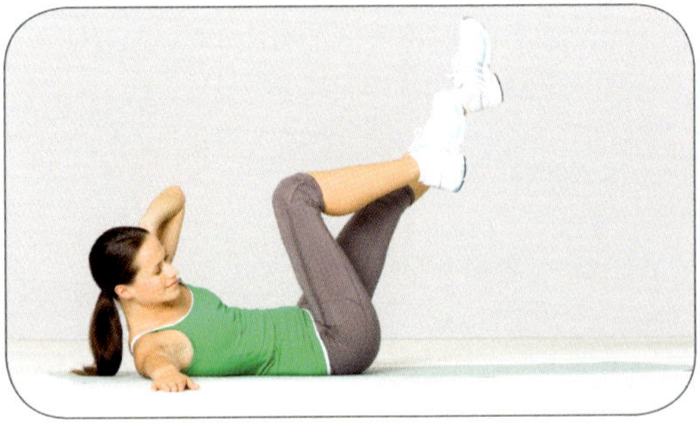

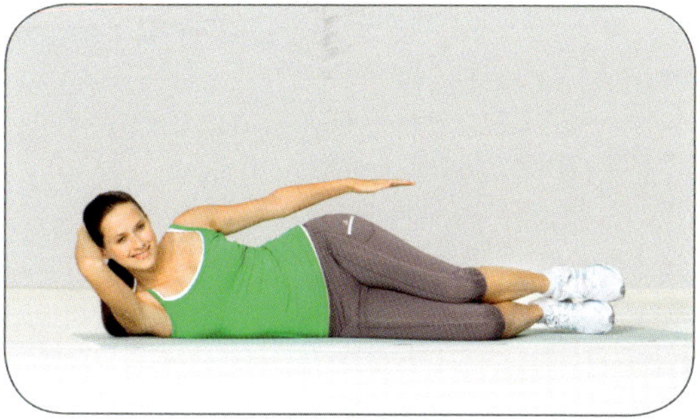

Für Einsteiger

- Start: Seitlage. Beine leicht anwinkeln. Den oberen Arm an der Körperseite in Richtung Beine strecken oder vor dem Körper abstützen. Rechte Hand liegt am Kopf, der Ellbogen zeigt nach vorn.
- Ausatmen: Seitliche Bauchmuskulatur anspannen und Oberkörper so weit wie möglich anheben. Position kurz halten, dann einatmen und lösen, aber nicht vollständig ablegen.
- 12 bis 15 Mal wiederholen, dann die Seite wechseln.

Tipp Der Bauch ist angespannt, der Nabel nach innen oben gezogen.

Für Fortgeschrittene

- Start: Seitlage. Die Beine liegen leicht angewinkelt aufeinander. Den oberen Arm vor dem Körper abstützen, der untere liegt angewinkelt am Kopf.
- Ausatmen: Mit der Kraft der seitlichen Bauchmuskeln den Oberkörper und die Beine gleichzeitig so weit wie möglich anheben.
- Einatmen: Oberkörper und Beine wieder absenken, aber nicht vollständig ablegen.
- 10 bis 12 Mal wiederholen, dann die Seite wechseln.

Tipp Konzentrieren Sie sich auf die Spannung in Ihrer Bauchmuskulatur und kontrollieren Sie so die Bewegung.

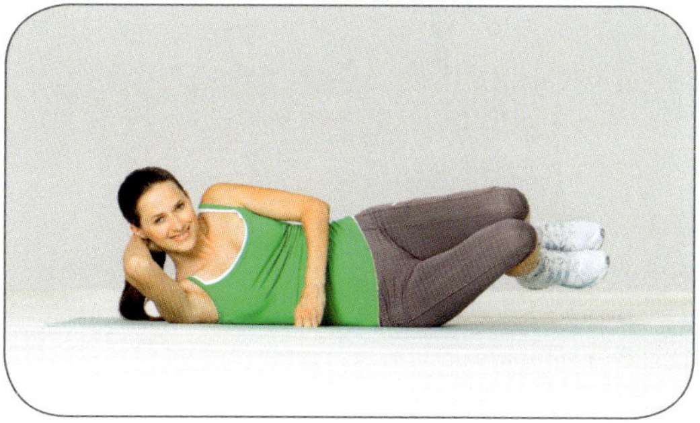

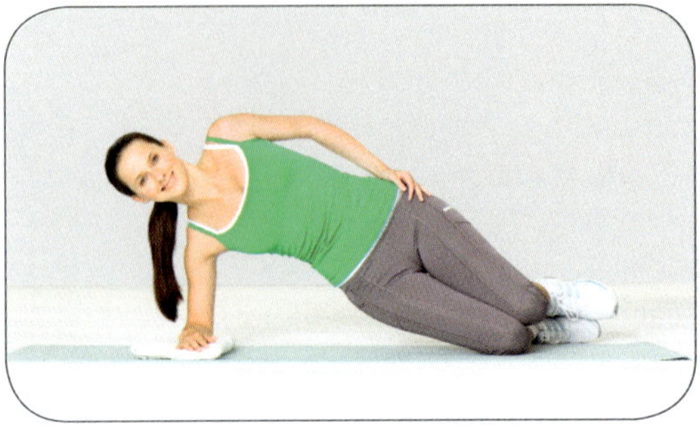

Für Einsteiger

- Start: Seitlage. Beine leicht anwinkeln. Auf den rechten Unterarm stützen, dann Oberkörper und Hüften nach oben drücken. Kopf dabei gerade halten und Bauch anspannen. Die linke Hand auf der Hüfte ablegen.
- Aus- und einatmen: Brustkorb und Hüften noch etwas weiter anheben, bis der Körper eine Linie bildet.
- Aus dieser Position das Becken 8 bis 12 Mal heben und senken, dann die Seite wechseln.

Tipp Achten Sie darauf, dass sich der Ellbogen genau unter dem Schultergelenk befindet.

Für Fortgeschrittene

- Start: Seitlage. Beine strecken, ein Fuß ruht auf dem anderen. Auf den rechten Unterarm stützen und nach oben drücken. Kopf dabei gerade halten und Bauch anspannen.
- Ausatmen: Becken anheben, bis der Körper eine Linie bildet. Zusätzlich das linke Bein ein kleines Stück anheben. Nun das Becken so weit wie möglich in Richtung Decke drücken, ohne dabei die Hüfte nach hinten wegzudrehen.
- Einatmen: Körpermitte anschließend wieder absenken, aber nicht ablegen.
- 8 bis 10 Mal wiederholen, nach dem letzten Absenken beim nächsten Ausatmen langsam ablegen und die Seite wechseln.

Tipp Der Beinabstand bleibt immer gleich.

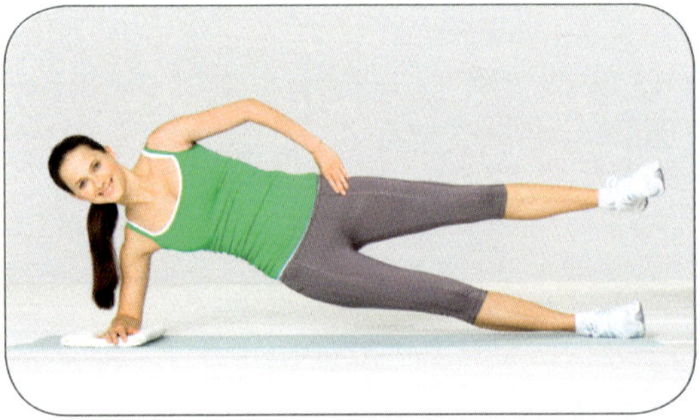

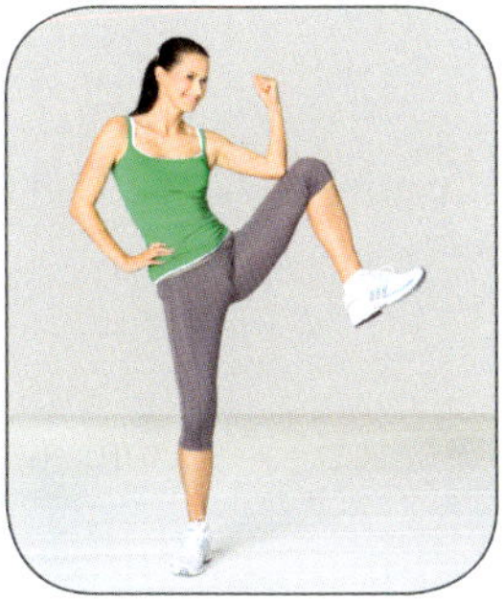

Für Einsteiger

- Start: Aufrecht stehen. Bauchnabel nach innen ziehen, Brustbein anheben.
- Einatmen: Gewicht auf das rechte Bein verlagern. Den linken Arm nach oben ausstrecken.
- Ausatmen: Linkes Knie und linken Ellbogen anwinkeln und zusammenführen.
- 15 bis 20 Mal wiederholen, dann die Seite wechseln.

Tipp Die Bewegung erfolgt durch die Kontraktion der seitlichen Bauchmuskulatur.

Für Fortgeschrittene

- Start: Seitstütz. Becken und Schultern auf einer Linie halten, Beine nach hinten angewinkelt übereinanderlegen.
- Einatmen: Aus der Schulter heraus nach oben drücken, linkes Bein ausstrecken und linken Arm nach oben strecken.
- Ausatmen: Bauchmuskeln anspannen, dabei linkes Knie und linken Ellbogen zusammenführen und wieder strecken.
- 10 bis 12 Mal je Seite wiederholen.

Tipp Bauch-, Beckenboden- und Rückenmuskulatur aktivieren und Muskelspannung während der Ausführung halten.

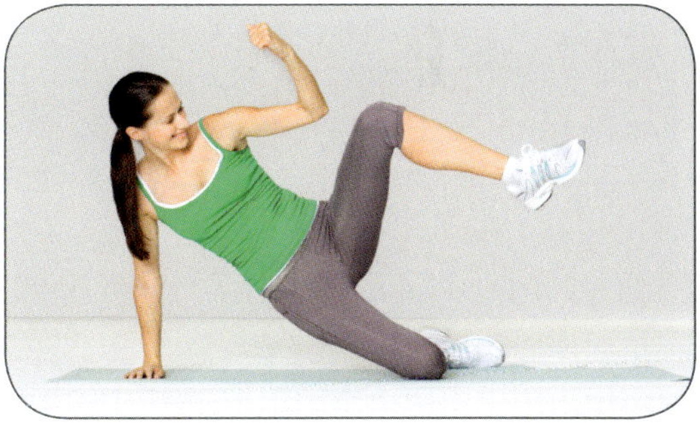

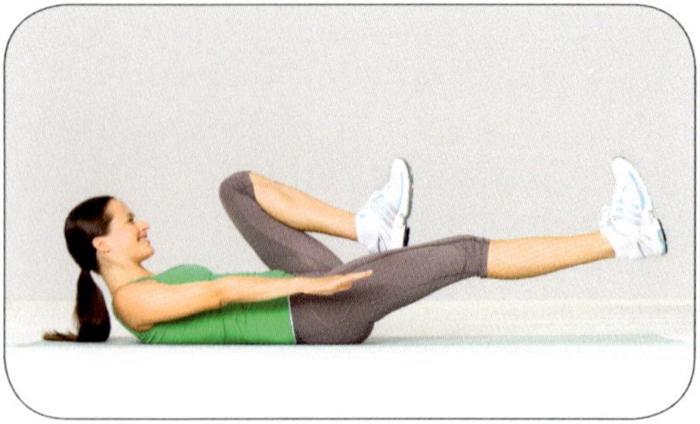

Für Einsteiger

- Start: Rückenlage. Schultergürtel weit anheben, die Schulterblätter berühren den Boden nicht mehr. Arme seitlich am Körper nach vorn ausstrecken, die Handflächen zeigen zum Boden.
- Aus- und einatmen: Knie abwechselnd zur Brust ziehen. Dabei bewusst die untere Bauchmuskulatur anspannen.
- Jedes Bein 12 bis 15 Mal nach vorn strecken.

Tipp Je weiter Sie die Beine beim Strecken zum Boden senken, desto schwieriger wird die Übung.

Für Fortgeschrittene

- Start: Rückenlage. Schultergürtel weit anheben, die Schulterblätter berühren den Boden nicht mehr. Ein Knie zur Brust ziehen, das andere Bein schwebt knapp über dem Boden.
- Aus- und einatmen: Arme und Beine wechselseitig vor- und zurückbewegen: Die linke Hand berührt dabei den rechten Fuß und umgekehrt. Atmen nicht vergessen.
- 15 bis 20 Mal wiederholen.

Tipp Der untere Rücken bleibt am Boden.

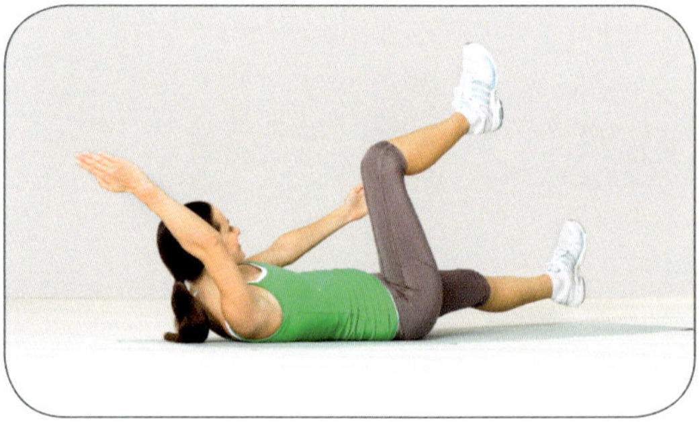

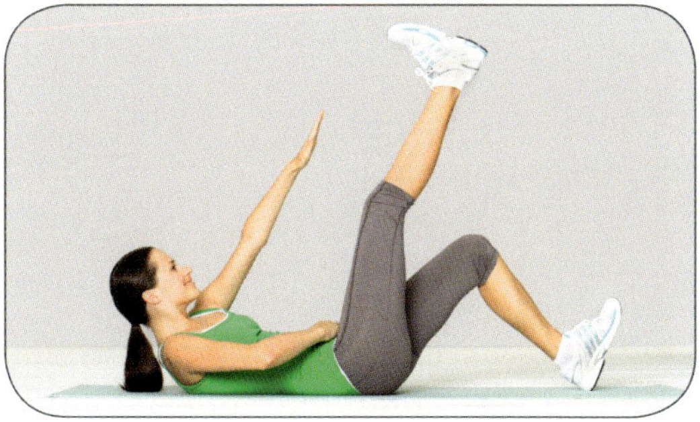

Für Einsteiger

- Start: Rückenlage. Beine im 45-Grad-Winkel aufstellen, Zehen anziehen. Rechte Hand auf den Bauch legen, und so während der Übung die Spannung kontrollieren. Die linke Hand befindet sich seitlich am Kopf.
- Ausatmen: Jetzt rechtes Bein und Oberkörper gleichzeitig nach oben führen. Während der Aufwärtsbewegung den Körper eindrehen und den linken Arm nach oben strecken – versuchen Sie dabei, die rechte Fußspitze zu berühren.
- 10 bis 12 Mal wiederholen, dann die Seite wechseln.

Tipp Den Nacken stets lang halten. Keine ruckartige Bewegung.

Für Fortgeschrittene

- Start: Rückenlage. Arme über Kopf nach hinten auf dem Boden ausstrecken. Beine gestreckt einige Zentimeter vom Boden abheben.
- Ausatmen: Oberkörper aufrichten, die Arme gestreckt nach vorn führen. Bringen Sie die gestreckten Arme und ein Bein so weit wie möglich zusammen (»Klappmesserbewegung«). Der untere Rücken bleibt während der gesamten Übung fest auf dem Boden.
- Einatmen: Den Oberkörper und das Bein langsam wieder zurückführen und die Seite wechseln.
- 8 bis 10 Mal wiederholen.

Tipp Bauchmuskeln fest anspannen, um die Lendenwirbelsäule auf dem Boden zu fixieren.

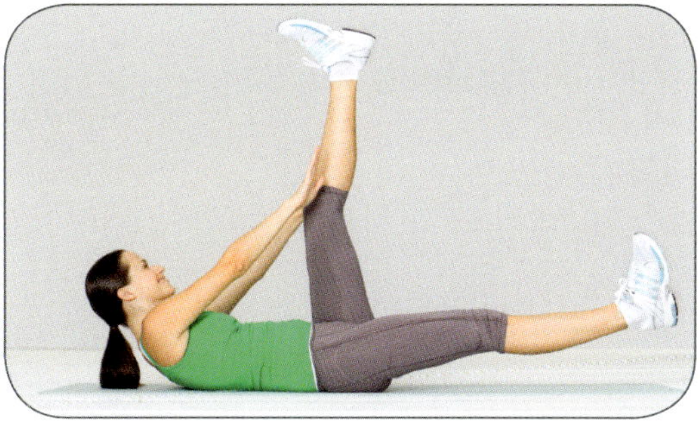

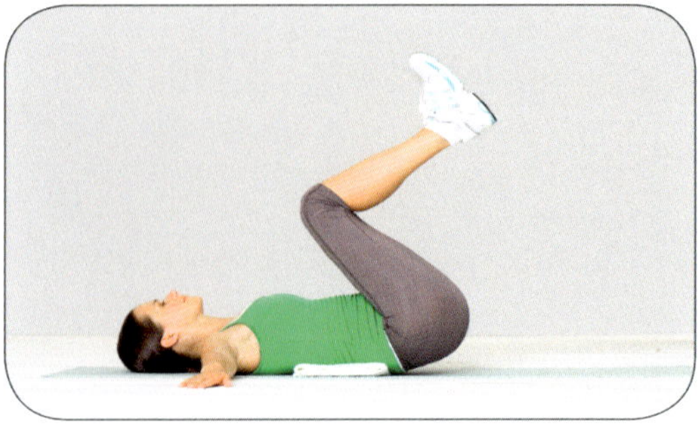

Für Einsteiger

- Start: Rückenlage. Arme in Schulterhöhe seitlich ausstrecken und Beine angewinkelt vom Boden abheben. Die Füße sind parallel, die Beine geschlossen.
- Ausatmen: Bauch wie eine Ziehharmonika zusammenziehen, während sich die Knie zur Brust bewegen.
- Einatmen: Langsam das Becken mit Muskelspannung wieder zurück in die Ausgangsposition führen.
- 8 bis 10 Mal wiederholen.

Tipp Langsam und kontrolliert zurückrollen, das Becken jedoch nicht ganz ablegen.

Für Fortgeschrittene

- Start: Rückenlage. Arme seitlich am Körper in den Boden pressen und die Beine senkrecht nach oben strecken.
- Ausatmen: Untere Bauchmuskeln anspannen, Beine und Becken in Richtung Brustkorb ziehen.
- Einatmen: Beine kontrolliert in die Senkrechte zurückführen; das Becken dabei nicht absetzen. Sie können die Hände dabei fest in den Boden pressen.
- 8 bis 10 Mal wiederholen.

Tipp Der Bewegungsumfang ist nicht entscheidend, sondern die Muskelanspannung. Endposition für 2 bis 3 Sekunden halten.

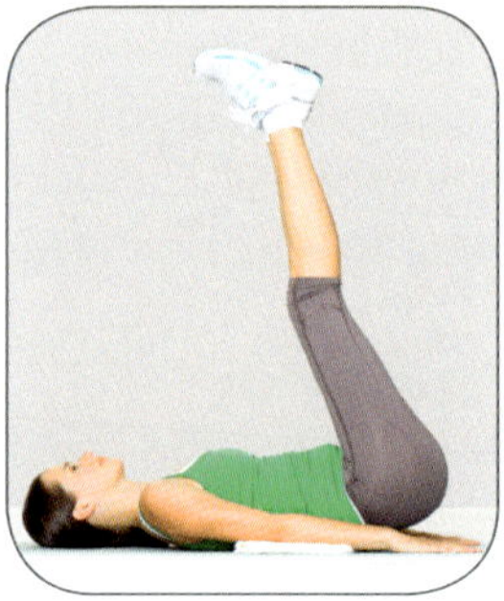

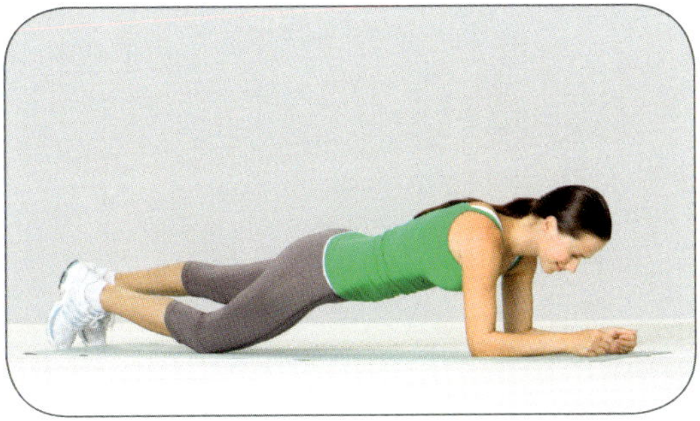

Für Einsteiger

- Start: Stützhaltung. Knie und Unterarme hüft- bzw. schulterbreit auseinander. Die Schultern senkrecht über den Ellbogengelenken halten. Po und Bauch anspannen. Hinterkopf, Nacken und Wirbelsäule bilden eine Linie.
- Ein- und ausatmen: Zehenspitzen aufstellen, Bauch- und Rückenmuskulatur anspannen. Dann beide Knie anheben und abwechselnd mit einem Knie leicht auf den Boden tippen.
- 6 bis 8 Mal wiederholen.

Tipp Schulterblätter auseinanderschieben.

Für Fortgeschrittene

- Start: Stützhaltung. Körper anheben, sodass das Gewicht nur noch auf Ellbogen, Unterarmen und Zehen ruht. Ein Bein 90 Grad anwinkeln.
- Ausatmen: Die Ferse des angewinkelten Beins langsam in Richtung Decke führen. Die Hüfte bleibt dabei parallel zum Boden.
- Halten, so lange es geht – maximal 3 bis 4 Sekunden.
- Dann das andere Bein heben.
- 5 bis 6 Mal wiederholen.

Tipp Hohlkreuz vermeiden, indem die Rumpfmuskeln fest angespannt werden. Blick nach unten richten.

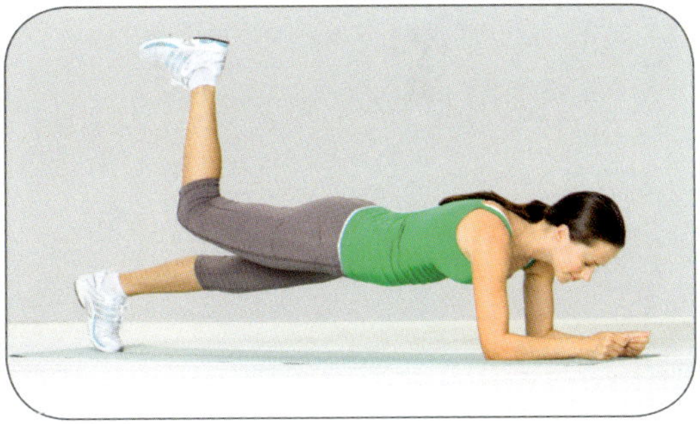

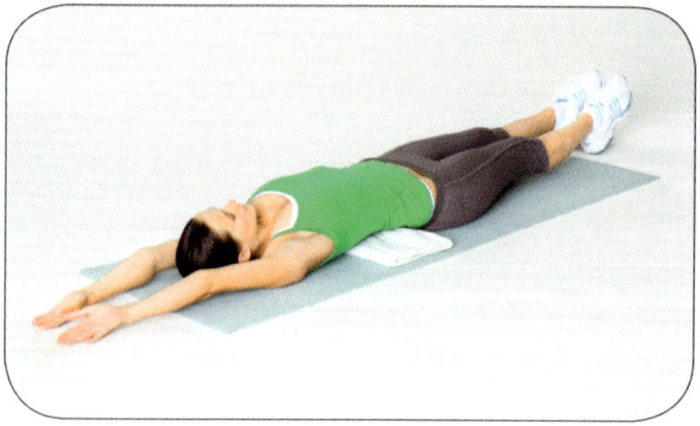

Für Einsteiger

- Start: Rückenlage. Arme weit hinter dem Kopf ausstrecken und ablegen. Die Füße fallen locker nach außen.
- Ausatmen: Linkes Bein und linken Arm so lang wie möglich ausstrecken.
- Einatmend die Position kurz halten, dann die Seite wechseln.
- 2 bis 3 Mal wiederholen.

Tipp Brustbein nach hinten oben schieben.

Für Fortgeschrittene

- Start: Bauchlage. Hüfte auf den Boden pressen, Beine parallel halten und Füße ausstrecken. Auf den Unterarmen abstützen, dabei die Ellbogen genau unter den Schultern platzieren.
- Ausatmen: Rücken Wirbel für Wirbel lang aufrollen und Schulterblätter nach unten außen ziehen. Brustbein nach oben drücken und Bauch in die Länge dehnen. Dabei bewusst atmen und entspannen.
- 2 bis 3 Mal wiederholen.

Tipp Arme vorsichtig mehr und mehr in die Streckung bringen.

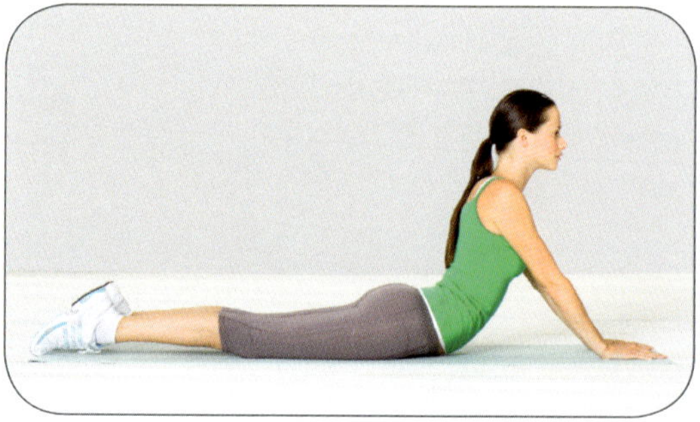

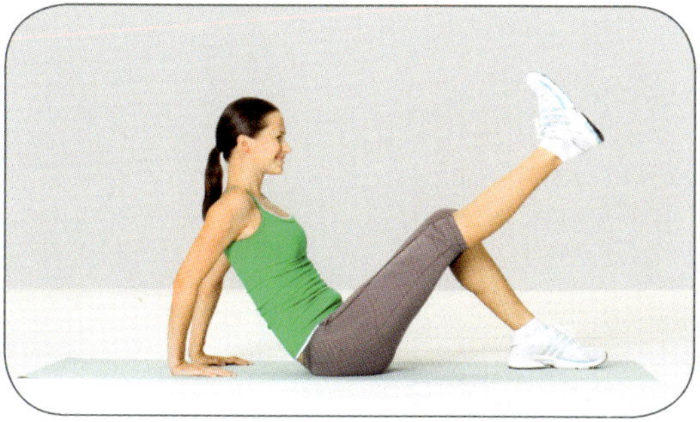

Für Einsteiger

- Start: Auf eine Matte setzen, Hände nach hinten nehmen und auf dem Boden abstützen. Beine sind aufgestellt und geschlossen, Füße stehen flach auf dem Boden.
- Aus- und einatmen: Ein Bein ausstrecken und wieder beugen, ohne es abzustellen. Die Knie bleiben auf einer Höhe, die Oberschenkel parallel. Rücken gerade halten, Schultern entspannen.
- 20 bis 25 Mal wiederholen, dann die Seite wechseln.

Tipp Fortgeschrittene können beide Beine gleichzeitig strecken.

Für Fortgeschrittene

- Start: Auf einem gefalteten Handtuch in den Fersensitz gehen und die Knie hüftbreit öffnen. Sitzbeinhöcker zusammenziehen. Hände falten, ausdrehen und Arme zur Decke strecken. Einatmen.
- Ausatmen: Beckenboden aktivieren und Po von den Fersen anheben.
- Ein- und ausatmen: Position halten und mit dem Oberkörper 5 bis 10 Zentimeter hoch und tief gehen.
- 20 bis 25 Mal wiederholen.

Tipp Schulterblätter nach hinten unten ziehen, Bauch anspannen und Rücken gerade lassen.

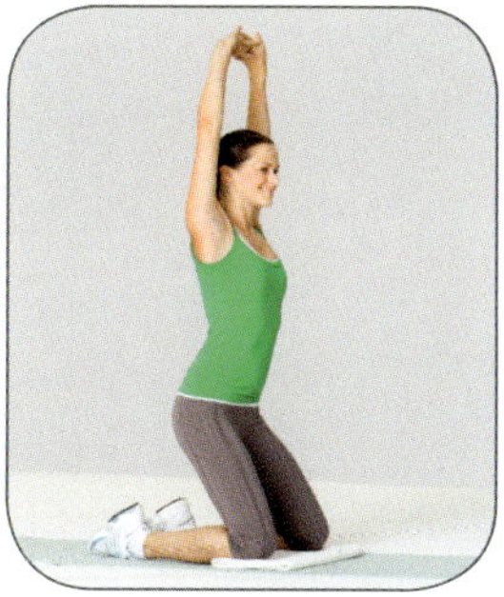

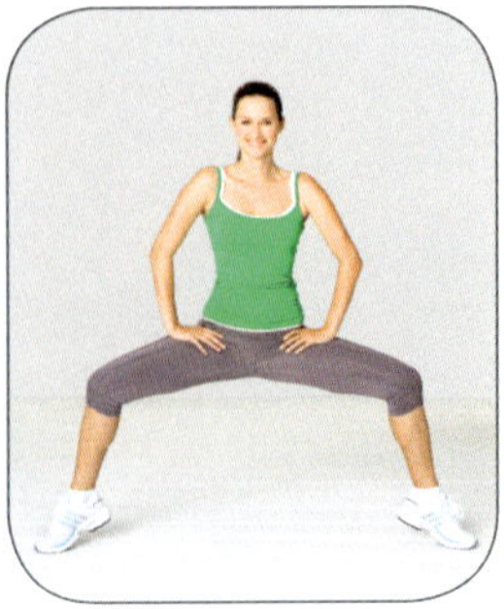

Für Einsteiger

- Start: Aufrecht stehen. Füße mit doppelter Hüftbreite auseinander aufstellen. Die Fußspitzen etwa im 45-Grad-Winkel nach außen drehen. Rumpf stabil halten und Schulterblätter nach hinten zusammenziehen.
- Ausatmen: In die Knie gehen, bis die Oberschenkel parallel zum Boden sind. Rücken dabei gerade halten! Position kurz halten.
- Einatmen: Dann langsam wieder nach oben strecken.
- 20 bis 25 Mal wiederholen.

Tipp Während der Übung die Fersen anheben.

Für Fortgeschrittene

- Start: Mit dem Rücken eine Schrittlänge entfernt vor einem Stuhl aufrecht hinstellen. Die Arme seitlich ausstrecken. Den Fußrücken des rechten Beins auf der Sitzfläche ablegen.
- Einatmen: Das Knie des Standbeins beugen, bis sich der Oberschenkel parallel zum Boden befindet.
- Ausatmen: Kraftvoll, aber kontrolliert wieder nach oben drücken.
- 15 bis 20 Mal wiederholen, dann die Seite wechseln.

Tipp Das Kniegelenk des Standbeins bleibt während der Ausführung über der Ferse.

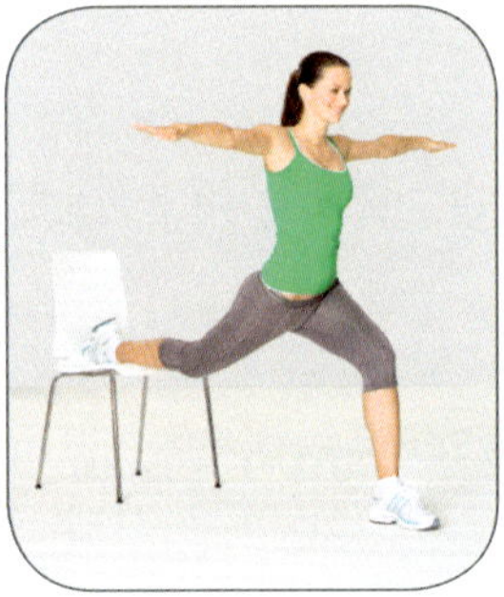

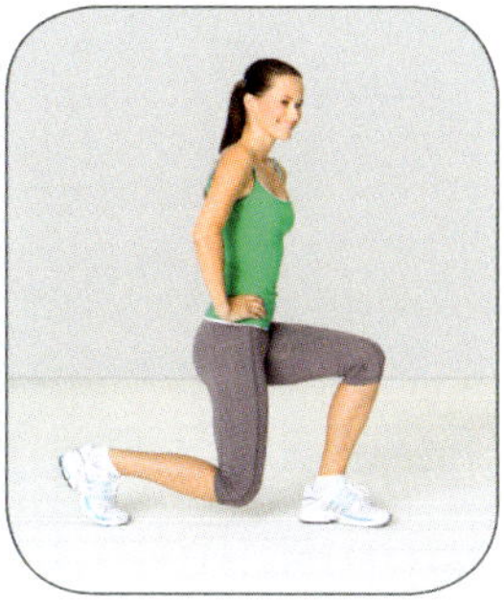

Für Einsteiger

- Start: Schrittstellung, Füße sind hüftbreit versetzt. Das Gewicht fast vollständig auf das vordere Bein verlagern. Hintere Ferse leicht nach außen gedreht aufstellen.
- Einatmen: Vorderes Bein beugen, bis sich das hintere Knie auf Höhe der Ferse des Standbeins befindet, aber nicht den Boden berührt (Gewichtsverteilung: vorn 80, hinten 20 Prozent). Das vordere Knie bleibt beim Tiefgehen über der Ferse.
- Ausatmen: Wieder so weit nach oben kommen, bis die Beine fast gestreckt sind.
- 12 bis 15 Mal wiederholen, dann die Seite wechseln.

Tipp Muskeln permanent angespannt halten. Je weiter die Schrittstellung, desto leichter die Übung.

Für Fortgeschrittene

- Start: Aufrecht stehen. Hände in der Hüfte abstützen. Körperspannung aufbauen und das Gewicht auf das linke Bein verlagern. Linkes Bein beugen und den rechten Fuß über das linke Knie legen.
- Ausatmen: Oberkörper gerade, mit angehobenem Brustbein nach vorn neigen und den Po senken.
- Einatmen: Von der rechten Ferse abdrücken und wieder aufrichten.
- 8 bis 12 Mal wiederholen, dann die Seite wechseln.

Tipp Das Knie des Standbeins bleibt hinter den Zehen.

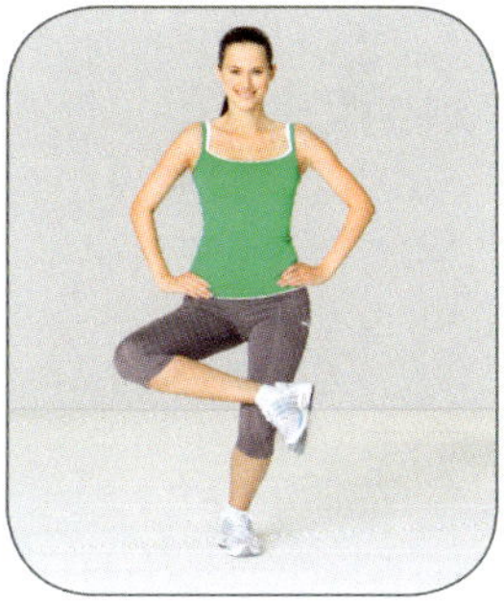

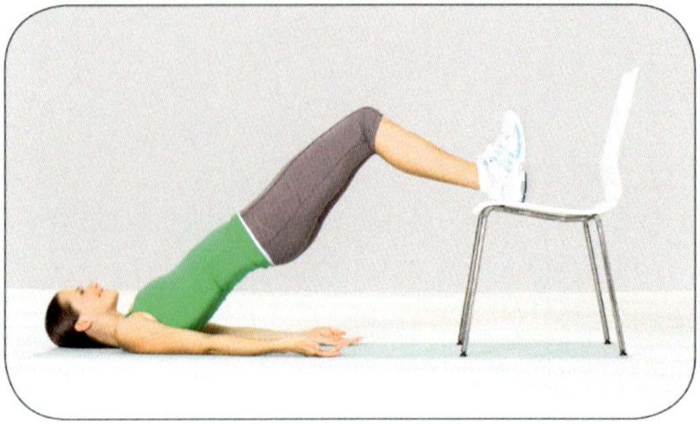

Für Einsteiger

- Start: Rückenlage. Die Fersen ruhen auf einem Stuhl, die Beine leicht anwinkeln. Arme auf den Boden legen, die Handflächen zeigen nach oben.
- Ausatmen: Becken anheben, bis Oberschenkel und Oberkörper eine Linie bilden. Die Fersen fest in die Sitzfläche drücken.
- Position 2 bis 3 Atemzüge lang halten, dann wieder absenken, ohne den Po abzusetzen, und erneut anheben.
- 6 bis 8 Mal wiederholen.

Tipp Um die Koordination weiter zu fördern, die Arme vor dem Brustkorb verschränken.

Für Fortgeschrittene

- Start: Rückenlage. Ein Bein anwinkeln und maximal zur Brust ziehen. Das andere mit der Ferse aufsetzen und die Fußspitzen anziehen. Die Hände hinter den Kopf legen.
- Aus- und einatmen: Ferse in den Boden drücken und intensiv zum Gesäß ziehen. Dabei das Becken im Wechsel heben und senken, ohne den Po abzulegen.
- 10 bis 12 Mal wiederholen.

Tipp Für mehr Intensität setzen Sie den Fuß des Standbeins weiter entfernt vom Gesäß auf.

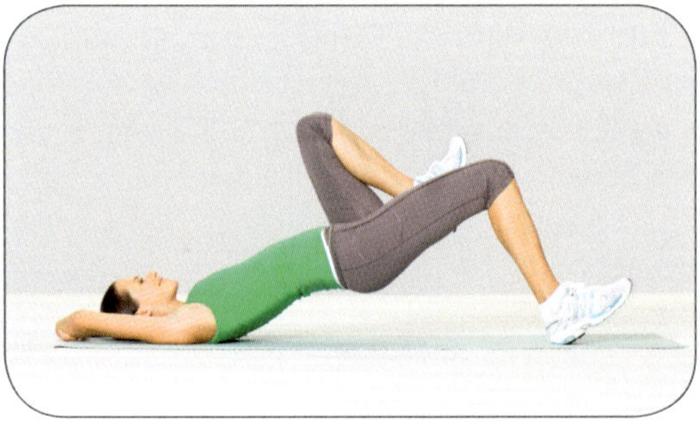

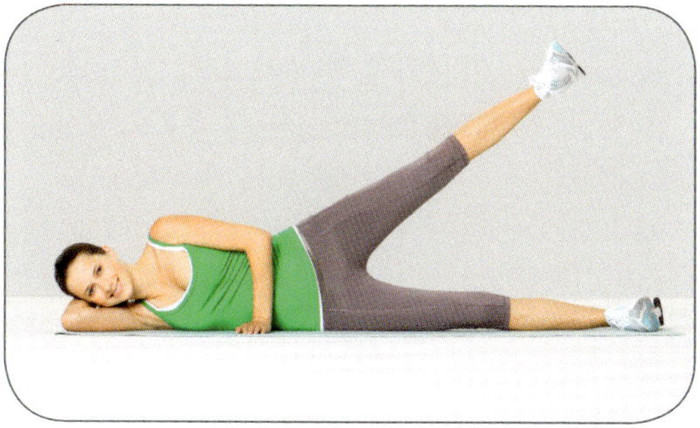

Für Einsteiger

- Start: Seitlage, die Beine sind gestreckt. Der Kopf ruht auf dem rechten Arm. Linken Arm vor dem Körper abstützen, damit die Hüfte aufrecht bleibt.
- Einatmen: Linkes Bein gestreckt ein wenig anheben. Die Fußspitze zeigt während der gesamten Übung nach vorn.
- Ausatmen: Langsam das linke Bein so weit wie möglich anheben und wieder senken. Das Bein nicht vollständig ablegen, sondern die Spannung halten.
- 20 bis 25 Mal wiederholen, dann die Seite wechseln.

Tipp Schultern, Hüfte und Fußgelenke bleiben auf einer Linie.

Für Fortgeschrittene

- Start: Aufrecht sitzen. Schultern nach unten ziehen, den Rücken gerade halten. Auf den Fäusten hinter dem Rücken aufstützen. Ein Bein aufstellen, das andere knapp über dem Boden ausstrecken, Fußspitze zum Knie ziehen.
- Ausatmen: Das gestreckte Bein dicht über dem Boden so weit wie möglich zur Seite führen.
- Einatmen: Bein wieder zurück nach vorn führen.
- 20 bis 25 Mal wiederholen, dann die Seite wechseln.

Tipp Hüfte nicht aufdrehen.

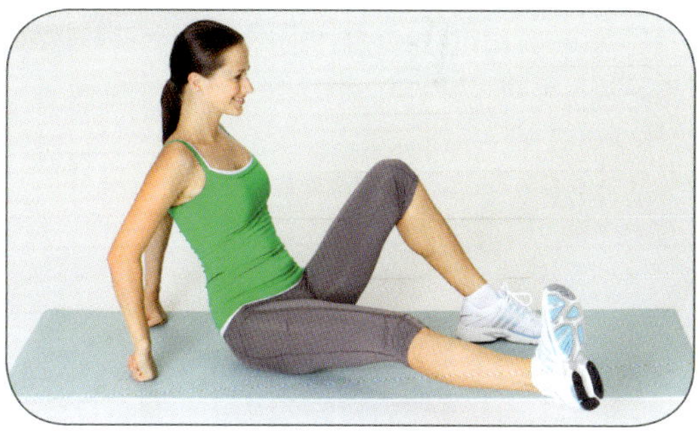

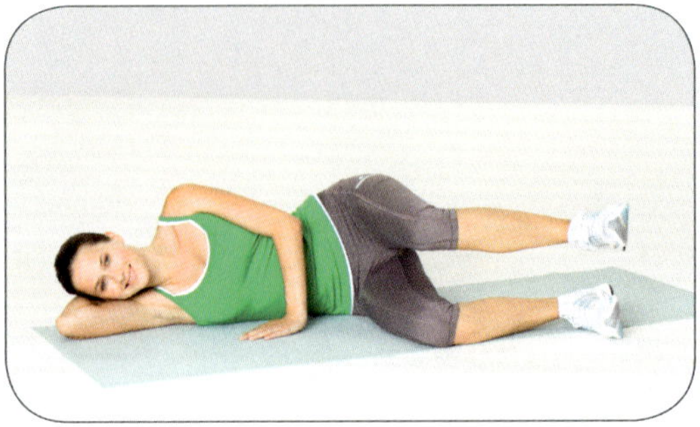

Für Einsteiger

- Start: Auf die rechte Seite legen, der Kopf ruht auf dem rechten Oberarm. Knie vorn ablegen, sodass die Winkel in Hüfte und Knie etwa 90 Grad betragen. Die linke Hand locker vor dem Körper abstellen.
- Ausatmen: Linkes Bein angewinkelt so weit wie möglich mit der Kraft des Außenschenkels anheben. Die Fußspitze zeigt nach vorn. Hüfte nicht nach hinten kippen.
- Einatmen: Bein langsam wieder absenken, dabei nicht auf das andere Bein ablegen, und die Spannung halten, erneut anheben.
- 20 bis 25 Mal wiederholen, dann die Seite wechseln.

Tipp Der Winkel zwischen Ober- und Unterschenkel bleibt gleich. Nabel nach innen und zu den Rippen hochziehen.

Für Fortgeschrittene

- Start: Auf die rechte Seite legen, der Kopf ruht auf dem rechten Oberarm. Knie vorn ablegen, sodass die Winkel in Hüfte und Knie etwa 90 Grad betragen. Die linke Hand locker vor dem Körper abstellen. Linkes Bein etwas anheben und nach vorn ausstrecken. Die Fußspitzen anziehen.
- Ausatmen: Das Bein gestreckt und kontrolliert so weit anheben, wie es ohne Hüftkippung möglich ist.
- Mit dem Ein- und Ausatmen das Bein langsam heben und senken.
- 25 bis 30 Mal wiederholen, dann die Seite wechseln.

Tipp Nur minimal mit der Hand abstützen. Die Kraft sollte aus den Oberschenkelmuskeln kommen.

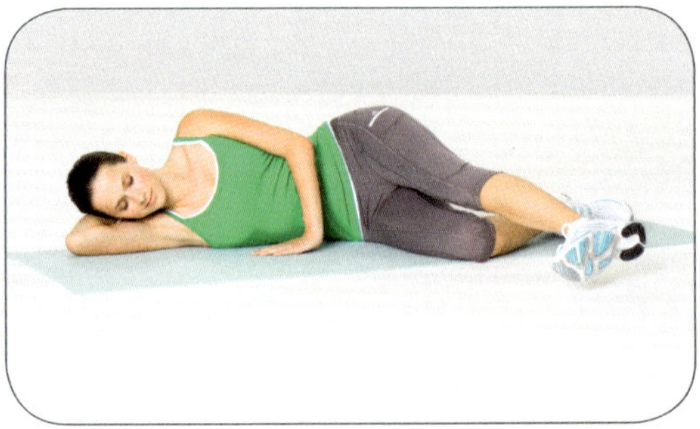

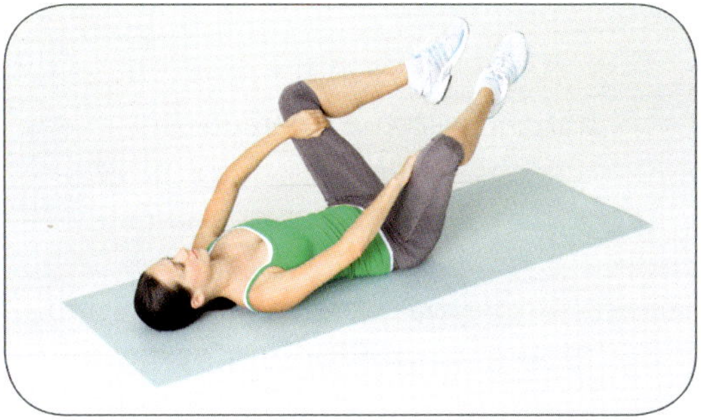

Für Einsteiger

- Start: Rückenlage. Beide Knie zur Brust ziehen. Hände an die Innenseiten der Oberschenkel legen. Die Sitzbeinhöcker zusammenziehen, der Rücken bleibt am Boden.
- Einatmen: Die Knie so weit wie möglich zur Seite öffnen.
- Ausatmen: Die Beine gegen den Widerstand der Hände sehr langsam wieder schließen.
- 8 bis 10 Mal wiederholen.

Tipp Schultern entspannen, Nacken lang strecken.

Für Fortgeschrittene

- Start: Rückenlage. Beine nach oben ausstrecken, Knie durchdrücken. Fußspitzen zu den Knien anziehen, die Fersen nach oben schieben. Beine zur Seite öffnen.
- Aus- und einatmen: Hände an die Innenseiten der Oberschenkel legen und die Beine langsam gegen den Widerstand der Hände schließen.
- 8 bis 10 Mal öffnen und schließen.

Tipp Po bleibt am Boden. Zusätzlich die Sitzbeinhöcker zusammenziehen, um so den Beckenboden zu aktivieren.

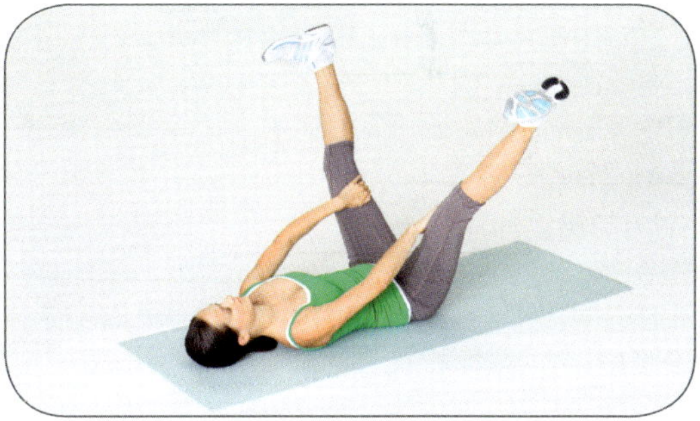

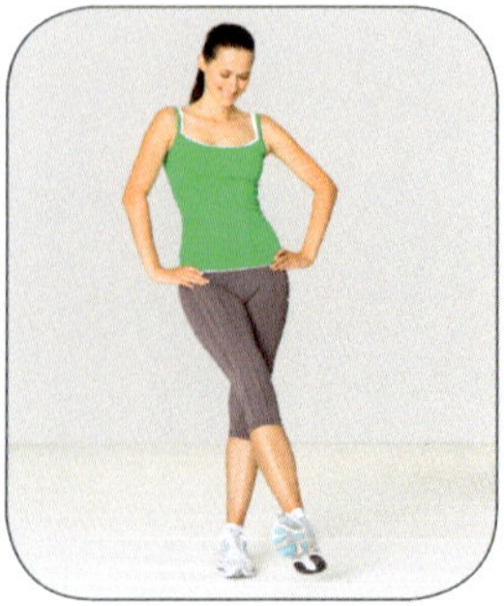

Für Einsteiger

- Start: Aufrechter Stand, das Gewicht auf das linke Bein verlagern. Rechtes Bein nach vorn strecken und vor dem linken Fuß überkreuzen. Zehenspitzen anziehen und nach rechts kippen, bis die rechte Ferse nach vorn zeigt.
- Ausatmen: Rechte Fußinnenseite diagonal nach links vorn schieben – so hoch es geht. Hüften stabil halten.
- Einatmen: Das Bein langsam wieder zurückführen.
- 15 bis 20 Mal wiederholen, dann die Seite wechseln.

Tipp Schieben Sie die Fußinnenkante gegen einen imaginären Widerstand schräg nach oben.

Für Fortgeschrittene

- Start: Seitlage. Beine ausstrecken, der Kopf ruht auf dem rechten Oberarm, andere Hand vor dem Körper aufstützen. Oben liegendes Bein anwinkeln und den Fuß vor dem Knie des anderen Beins aufstellen.
- Aus- und einatmen: Das untere Bein möglichst hoch heben und wieder langsam absenken. Zusätzlich können Sie das Bein am höchsten Punkt mit Minibewegungen auf- und abbewegen. Erst mit dem einen, dann mit dem anderen Bein ohne Pause wiederholen.
- 20 bis 25 Mal jede Seite.

Tipp Fußspitzen des gestreckten Beins anziehen, die Ferse führt die Bewegung.

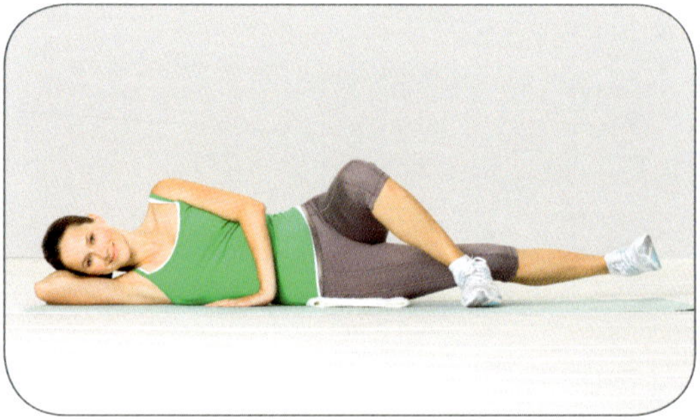

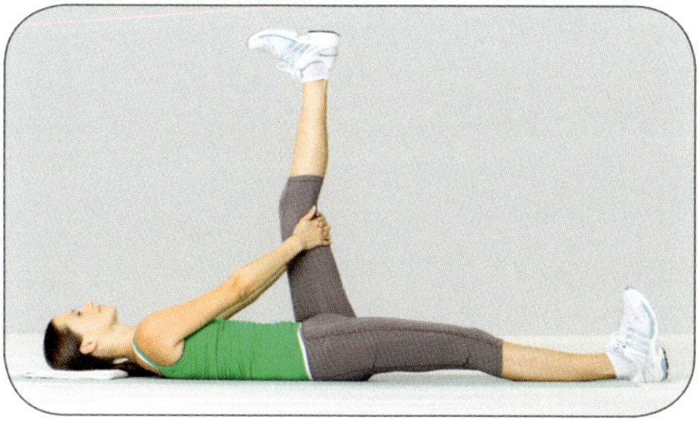

Für Einsteiger

- Start: Rückenlage. Der Kopf liegt auf einem gefalteten Handtuch, beide Beine sind ausgestreckt. Nun das rechte Bein gestreckt anheben und mit beiden Händen die Oberschenkelrückseite umfassen.
- Aus- und einatmen: Das Bein durchstrecken. 15 bis 20 Sekunden lang halten, dann die Seite wechseln.
- 3 bis 4 Mal wiederholen.

Tipp Gleichzeitig die Zehen zum Knie ziehen, um zusätzlich die Waden zu dehnen.

Für Fortgeschrittene

- Start: Aufrecht auf einen Stuhl setzen, den Po auf dem vorderen Drittel der Sitzfläche platzieren. Das linke Bein ist gestreckt, die Zehenspitzen angezogen, die linke Hand ruht oberhalb des Knies auf dem Oberschenkel. Die rechte Hand an die Lendenwirbelsäule legen, Scheitel zur Decke ziehen und Brustbein aufrichten.
- Ein- und ausatmen: Mit geradem Oberkörper in Richtung Knie neigen, so weit es geht. 15 bis 20 Sekunden lang halten, dann die Seite wechseln.
- 3 bis 4 Mal wiederholen.

Tipp Mit der Hand die bauchwärts gerichtete, natürliche Krümmung der Lendenwirbelsäule nachspüren.

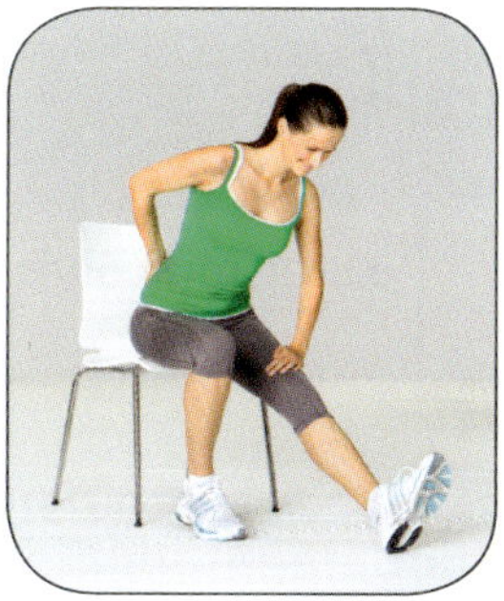

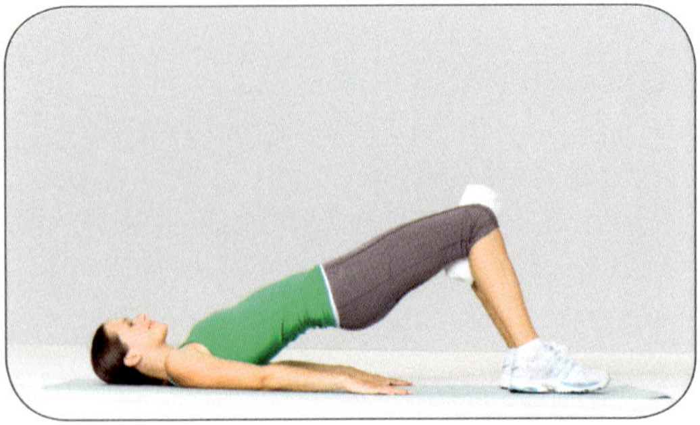

Für Einsteiger

- Start: Rückenlage. Beine im 45-Grad-Winkel aufstellen und ein gerolltes Handtuch zwischen die Knie klemmen. Arme mit den Handflächen nach unten auf dem Boden ablegen.
- Ausatmen: Becken anheben, bis Oberschenkel und Rumpf eine Linie bilden. Weiteratmen: Po fest zusammenkneifen, Handtuch zusammenpressen und dabei bis 10 zählen – das macht es dem Po noch schwerer.
- Aus- und einatmen: Langsam den Po absenken, ohne jedoch die Spannung vollständig zu lösen und den Po abzulegen.
- 10 bis 15 Mal wiederholen.

Tipp Gesamte Fußsohlen belasten.

Für Fortgeschrittene

- Start: Rückenlage, Beine geschlossen aufstellen. Arme mit den Handflächen nach unten auf dem Boden ablegen. Hüfte vom Boden lösen, den Bauchnabel nach innen und oben ziehen. Schultern, Rücken und Oberschenkel bilden eine Linie.
- Ausatmen: Gewicht auf das rechte Bein verlagern, linkes Bein senkrecht zur Decke strecken. Die Zehen anziehen.
- Einatmen: Po zur Matte absenken, aber nicht ablegen.
- Ausatmen: Erneut so weit anheben, dass Rücken und Oberschenkel eine Linie bilden, 2 Atemzüge lang halten.
- 12 bis 15 Mal wiederholen, dann die Seite wechseln.

Tipp Die Hüfte bleibt parallel zum Boden.

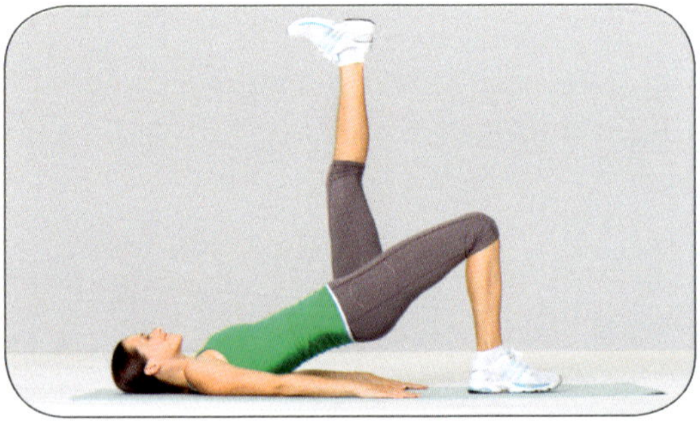

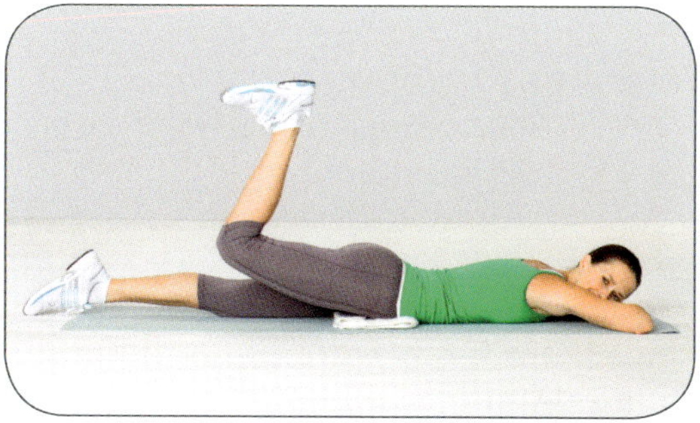

Für Einsteiger

- Start: Bauchlage. Stirn auf den Händen ablegen oder den Kopf zur Seite legen. Ein Bein beugen, bis Ober- und Unterschenkel einen 90-Grad-Winkel bilden, Zehenspitzen anziehen. Das andere Bein ausstrecken, Zehenspitzen ablegen.
- Ausatmen: Pomuskeln anspannen, Ferse des gebeugten Beins so weit wie möglich nach oben drücken.
- Einatmen: Bein langsam wieder absenken, ohne die Muskeln zu entspannen und das Bein abzulegen.
- 20 bis 25 Mal wiederholen, dann die Seite wechseln.

Tipp Lang machen, so als ob Kopf und Steißbein in entgegengesetzte Richtungen zögen.

Für Fortgeschrittene

- Start: Bauchlage. Die Beine ausstrecken und geschlossen halten.
- Ausatmen: Beinmuskeln bis in die Zehenspitzen anspannen, Beine gleichzeitig mit etwa hüftbreitem Fußabstand anheben. Die Knie berühren nicht den Boden, auch die Oberschenkel sind zum Teil angehoben. Po zusätzlich bewusst anspannen und die Hüfte auf den Boden drücken. Beine 1 bis 2 Mal langsam öffnen und wieder schließen.
- 20 bis 25 Mal wiederholen.

Tipp Legen Sie ein gefaltetes Handtuch unter Ihr Becken.

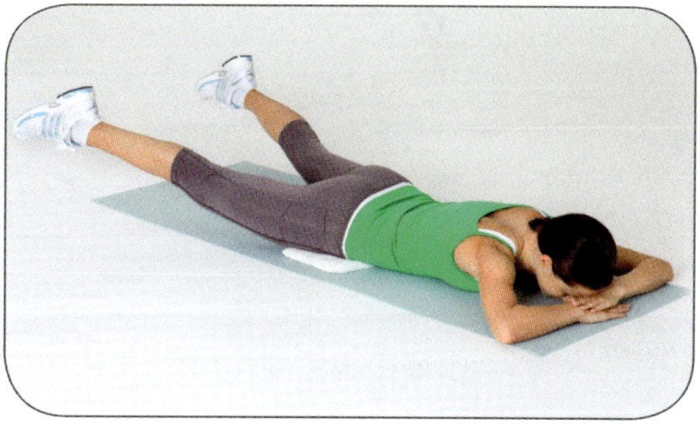

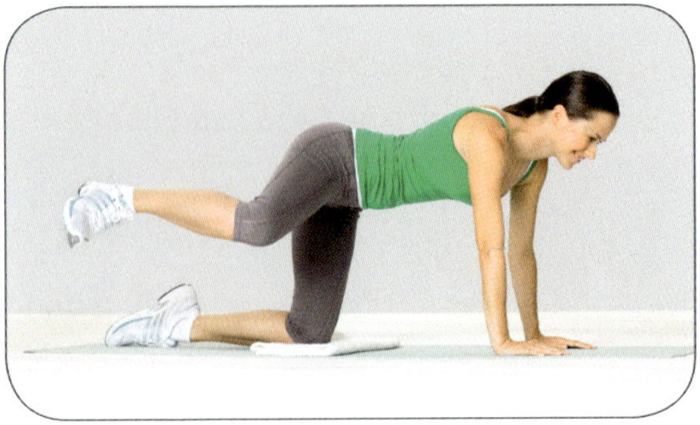

Für Einsteiger

- Start: Vierfüßlerstand. Gewicht auf das linke Bein verlagern. Rechtes Knie seitlich ein wenig vom Boden abheben.
- Ausatmen: Das Körpergewicht auf das linke Bein verlagern. Die rechten Winkel in Hüfte und Knie beibehalten, und das rechte Bein so weit wie möglich zur Seite anheben, ohne die Hüfte zu kippen. Die Zehenspitzen anziehen.
- Einatmen: Das Bein wieder absenken, ohne den Boden zu berühren.
- 25 bis 30 Mal wiederholen, dann die Seite wechseln.

Tipp Bauch- und Beckenbodenmuskeln anspannen, Rücken gerade halten.

Für Fortgeschrittene

- Start: Vierfüßlerstand. Das Gewicht nach links verlagern, Zehenspitzen des linken Fußes aufstellen. Das linke Knie vom Boden lösen. Rechtes Bein zur Seite ausstrecken, nicht ablegen.
- Ausatmen: Zehenspitzen des rechten Fußes anziehen und das Bein so weit wie möglich zur Seite anheben, ohne die Hüfte zu kippen.
- Einatmen: Bein langsam absenken. Bevor der rechte Fuß den Boden berührt, erneut anheben.
- 10 bis 12 Mal wiederholen, dann die Seite wechseln.

Tipp Der Kopf bildet die Verlängerung der Wirbelsäule, den Blick zum Boden richten.

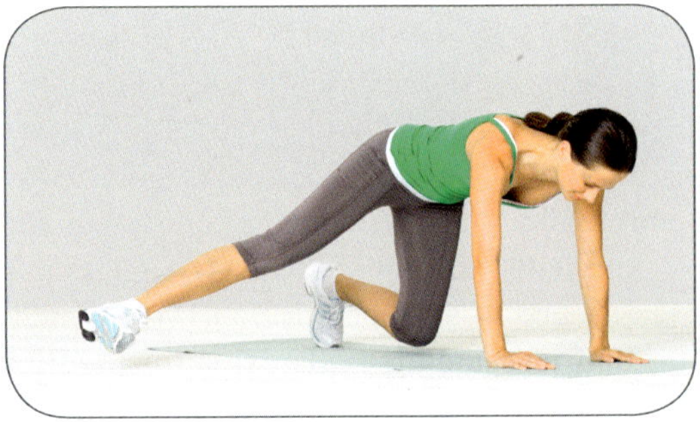

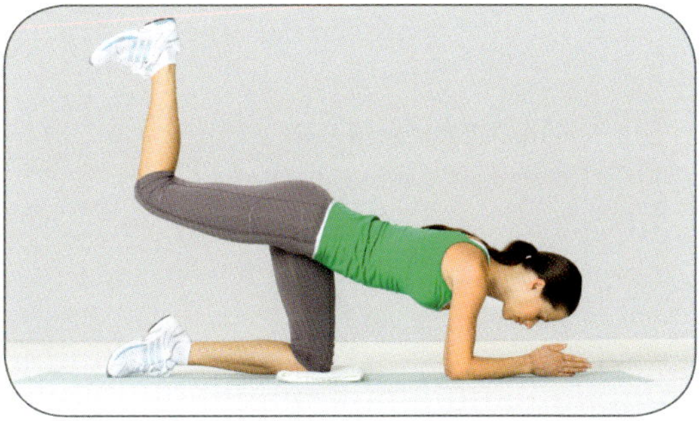

Für Einsteiger

- Start: Vierfüßlerstand. Arme im Ellbogenstütz, Handflächen aneinanderpressen. Die Knie sind unterhalb der Hüften, die Ellbogen unter den Schultern. Der Kopf ist in Verlängerung der Wirbelsäule.
- Ausatmen: Rechtes Knie nach hinten oben auf Hüfthöhe anheben, Zehenspitzen anziehen. Position 2 bis 3 Sekunden lang halten.
- Einatmen: Das Knie langsam wieder absenken, ohne es abzustellen.
- 20 bis 25 Mal wiederholen, dann die Seite wechseln.

Tipp Bauchmuskeln anspannen, der untere Rücken ist gerade.

Für Fortgeschrittene

- Start: Vierfüßlerstand. Arme im Ellbogenstütz, Handflächen aneinanderpressen. Ein Bein nach hinten ausstrecken und auf den Zehenspitzen aufstellen.
- Ausatmen: Gestrecktes Bein anheben und Oberschenkel über Pohöhe hinausschieben. Zehenspitzen anziehen. Position 2 bis 3 Sekunden lang halten.
- Einatmen: Das Bein langsam wieder absenken, jedoch nicht auf dem Boden aufstellen.
- 25 bis 30 Mal wiederholen, dann die Seite wechseln.

Tipp In der Endposition zusätzliche kleine Hebebewegungen ausführen. Den Rücken nicht durchhängen lassen.

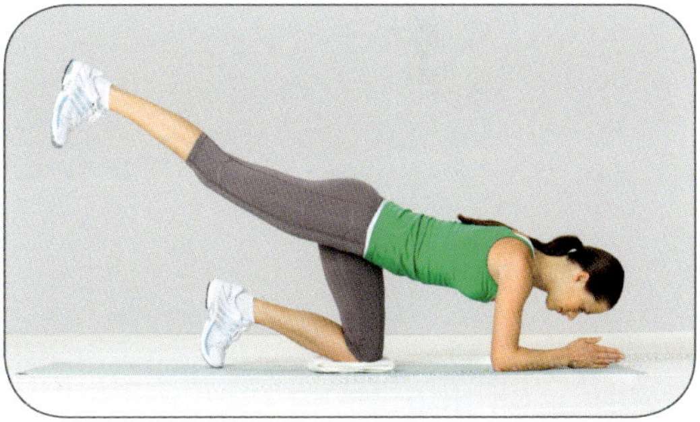

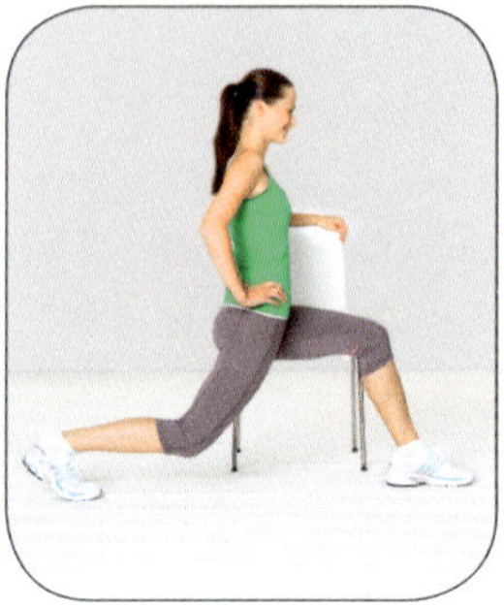

Für Einsteiger

- Start: Aufrecht stehen. Gehen Sie mit dem rechten Bein einen großen Schritt zurück. Die hintere Ferse berührt nicht den Boden. Hüften zeigen nach vorn, das Körpergewicht ist auf beide Beine verteilt.
- Bewegung stabilisieren: Mit einer Hand an einer Stuhllehne festhalten.
- Einatmen: Beide Knie beugen, bis sich das hintere Knie knapp über dem Boden befindet. Das vordere Knie ist über dem Fußgelenk.
- Ausatmen: Beine strecken.
- 15 bis 20 Mal wiederholen, dann die Seite wechseln.

Tipp Den Rücken gerade halten und aufrecht bleiben.

Für Fortgeschrittene

- Start: Aufrecht stehen. Hände in die Hüften legen.
- Ausatmen: Mit dem rechten Bein einen großen Ausfallschritt machen. Das linke Knie tief senken, das gebeugte rechte ist in einer Linie zum mittleren Zeh.
- Einatmen: Becken gerade halten. Kurz in dieser Position verharren.
- Ausatmen: Über die Ferse des vorderen Beins zurück in die Ausgangsstellung drücken.
- 15 bis 20 Mal wiederholen, dann die Seite wechseln.

Tipp Rücken gerade halten, den Blick nach vorn richten.

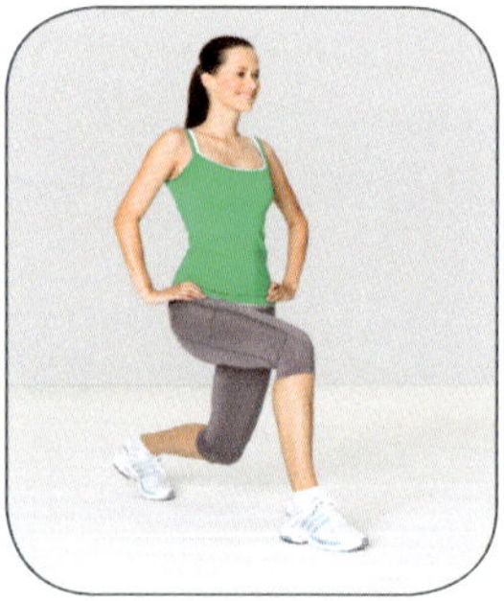

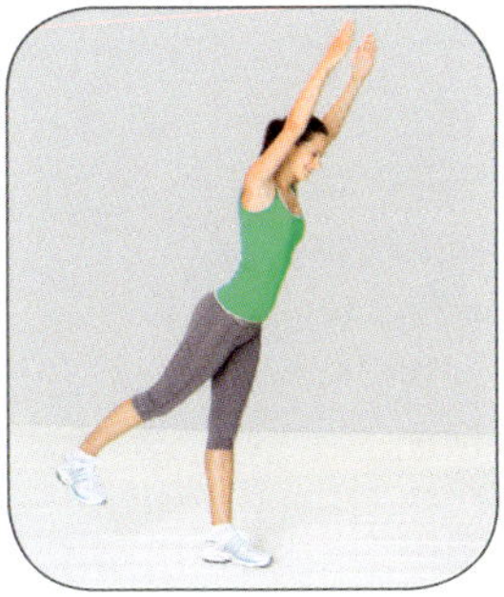

Für Einsteiger

- Start: Hüftbreit stehen. Arme auf Schulterhöhe nach vorn ausstrecken, Handflächen zeigen zueinander. Gewicht auf das linke Bein verlagern und Bauch-, Po- und Schultermuskeln anspannen.
- Ausatmen: Oberkörper nach vorn neigen, dabei das rechte Bein nach hinten anwinkeln und nach hinten kicken. Das Bein dabei fast ausstrecken, gleichzeitig die Arme etwas mehr anheben.
- Einatmen: Arme senken, Bein wieder zurück, aber in der Luft lassen. Dann erneut kicken.
- 20 bis 30 Mal wiederholen, dann die Seite wechseln.

Tipp Die Bauchmuskulatur stets fest anspannen.

Für Fortgeschrittene

- Start: Ausfallschritt. Linkes Bein nach vorn setzen, Hände auf dem Po abstützen.
- Ausatmen: Rechten Fuß vom Boden abheben, bis in der Pobacke eine deutliche Spannung zu spüren ist. Dabei das linke Bein durchstrecken, Oberkörper leicht nach vorn neigen. 3 Atemzüge in dieser Stellung bleiben.
- Einatmen: Den Fuß wieder absetzen.
- 6 bis 8 Mal langsam und fließend wiederholen, dann die Seite wechseln.

Tipp Auf einen stabilen Stand achten, nicht ins Hohlkreuz fallen!

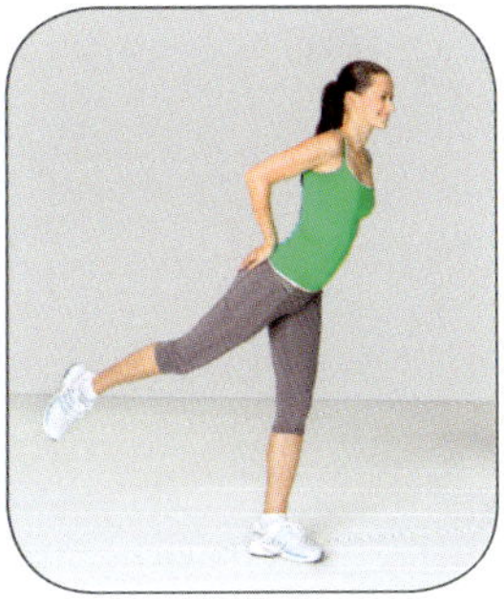

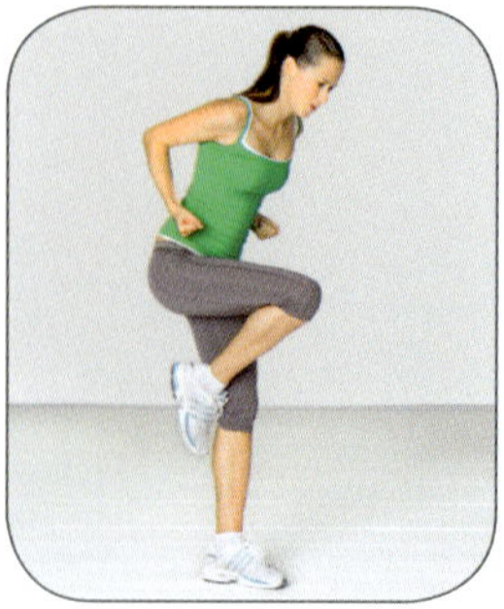

Für Einsteiger

- Start: Mit dem linken Bein vorn in den Ausfallschritt gehen, Knie ist senkrecht über der Ferse. Bauch- und Rückenmuskeln anspannen. Oberkörper leicht nach vorn neigen, Kopf in Verlängerung der Wirbelsäule. Arme über Kopf nach oben strecken. Gewicht auf links verlagern.
- Ausatmen: Mit dem hinteren Bein abstoßen und das Bein nach vorn ziehen. Hände dabei zur Faust ballen und zur Hüfte ziehen.
- Einatmen: Zurück in die Ausgangsposition, mit den Zehenspitzen kurz auftippen.
- 25 bis 30 Mal wiederholen, dann die Seite wechseln.

Tipp Für Geübte eine ideale Übung zum Aufwärmen.

Für Fortgeschrittene

- Start: Rechts neben einen Stuhl stellen. Mit der linken Hand an der Lehne festhalten, rechten Arm seitlich gestreckt am Körper halten. Gewicht auf das linke Bein verlagern. Oberkörper nach vorn lehnen. Rechtes Bein nach hinten ausstrecken und Fußspitze aufsetzen.
- Aus- und einatmen: Das Bein gestreckt nach hinten anheben, sodass Oberkörper und Bein eine Waagerechte bilden.
- 15 bis 20 kleine pulsierende Bewegungen ausführen und anschließend die Seite wechseln.

Tipp Fortgeschrittene lassen die Stuhl-Stütze weg.

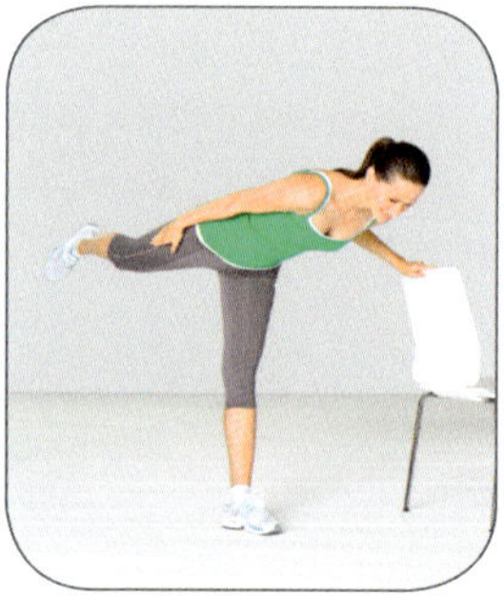

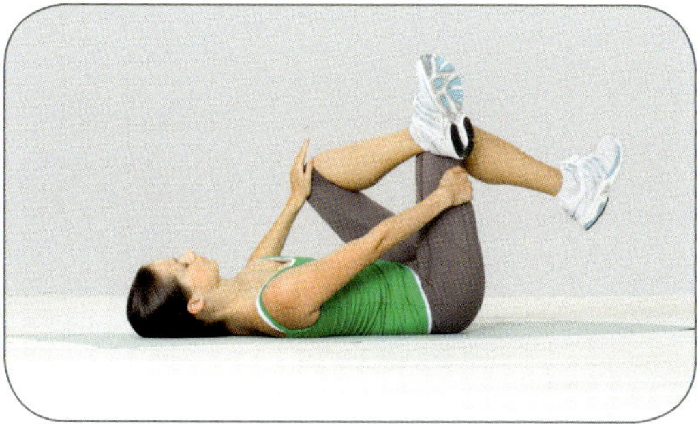

Für Einsteiger

- Start: Entspannte Rückenlage einnehmen. Beine anwinkeln, die Füße hüftbreit aufstellen. Linken Fuß auf den rechten Oberschenkel legen, den linken Oberschenkel ausdrehen.
- Ausatmen: Mit der rechten Hand den rechten Oberschenkel fassen und in Richtung Brust ziehen. Gleichzeitig das Knie des linken Beins in die Gegenrichtung vom Körper wegdrücken.
- 2 bis 3 Mal für 10 bis 15 Sekunden die Dehnung halten.

Tipp Kopf und Nacken bleiben entspannt auf der Matte liegen.

Für Fortgeschrittene

- Start: Aufrecht stehen. Linken Fuß über das rechte Knie legen, das Standbein ist leicht gebeugt. Mit der linken Hand das linke Knie nach unten drücken. Den Rücken langmachen.
- Aus- und einatmen: Oberkörper nach vorn neigen und den Po weiter nach hinten schieben.
- 2 bis 3 Mal für 10 bis 15 Sekunden die Dehnung halten.

Tipp Dehnung in der rechten Hüfte und im Gesäß nachspüren.

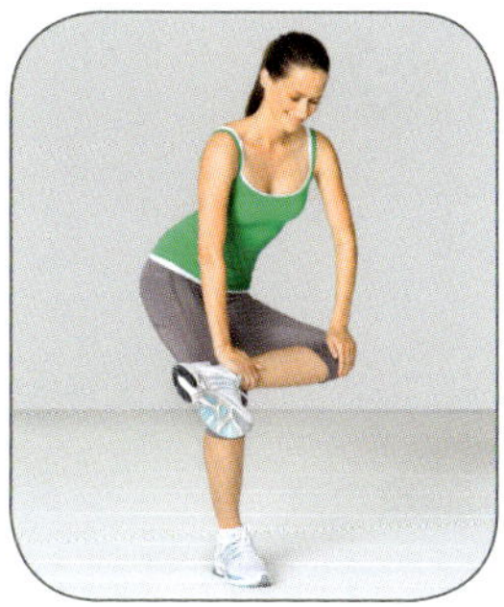

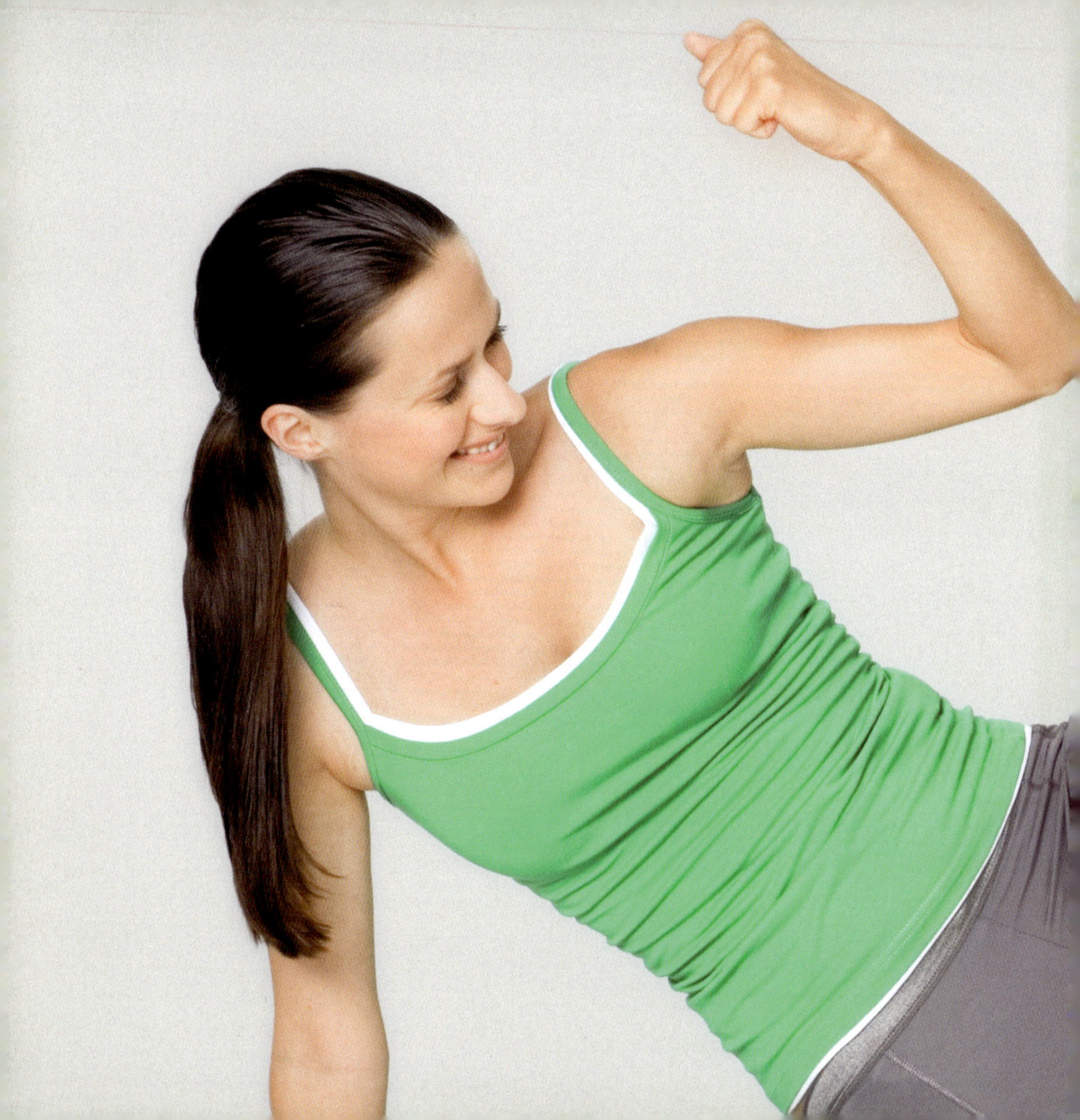

Work-outs

Ob intensives Bauchtraining oder spezielles Beintraining – mit den folgenden Work-outs werden Sie in nur wenigen Wochen schon die ersten Ergebnisse sehen und fühlen.
Aber nicht nur das, denn durch das gezielte Training der unterschiedlichen Bauchmuskeln stellt sich ein toller Nebeneffekt ein: eine wunderbar schlanke Taille.

Muskeln statt Fett – das BBP-Training

8 Übungen für eine Top-Figur – effektiver geht's nicht ...
Schließen Sie am Ende des Trainings 2 bis 4 Stretches an.

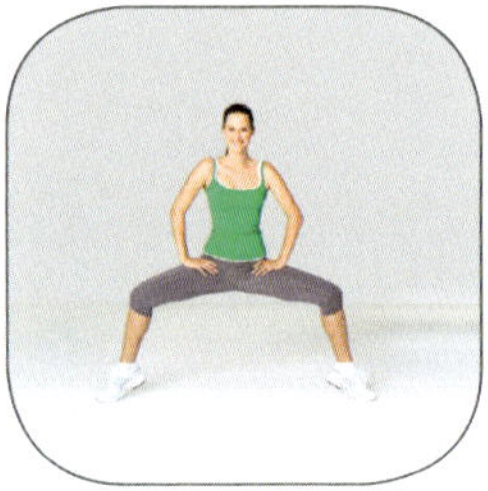

1. Beinkraft 1
(2 x 20)

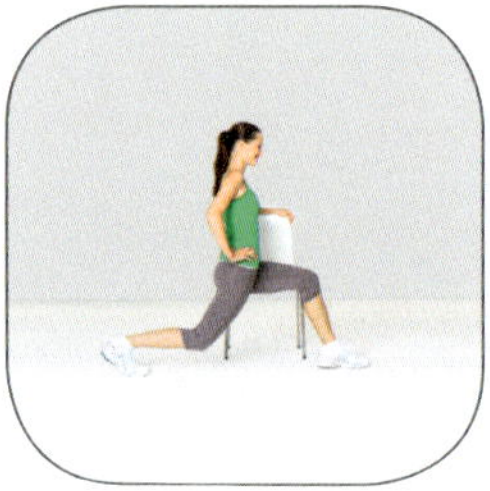

2. Ausfallschritt 1
(2 x 20)

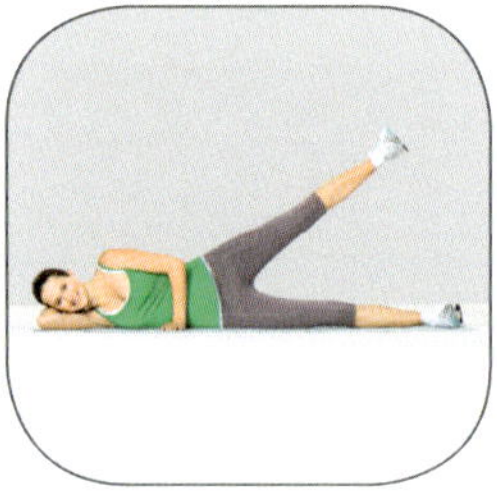

3. Seitlift 1
(2 x 25)

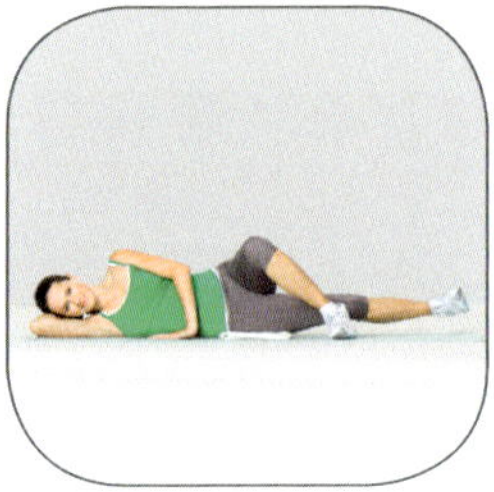

4. Gezielt straff 2
(2 x 25)

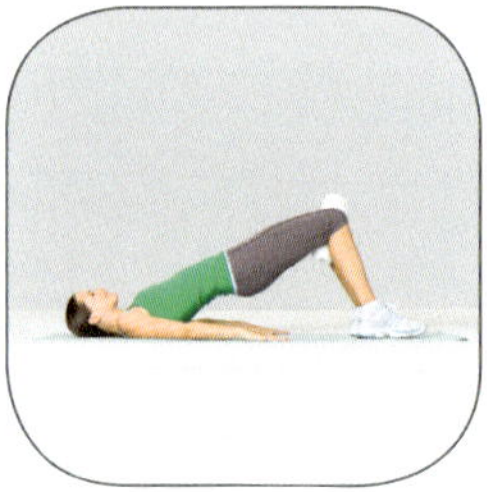

5. Po-Push 1
(2 x 25)

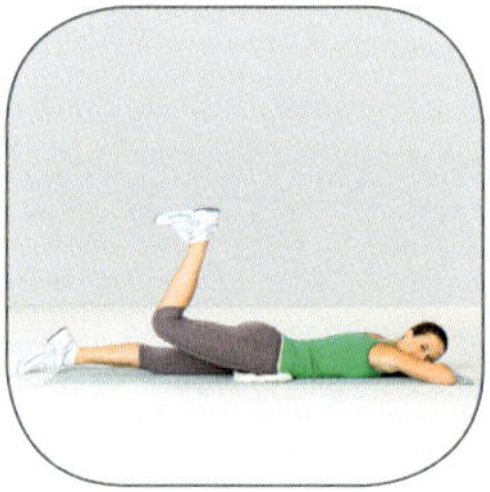

6. Po-Gym 1
(2 x 20)

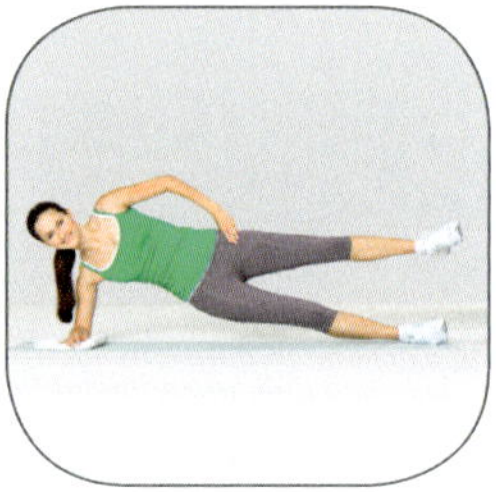

7. Seitstütz 2
(2 x 8 bis 10)

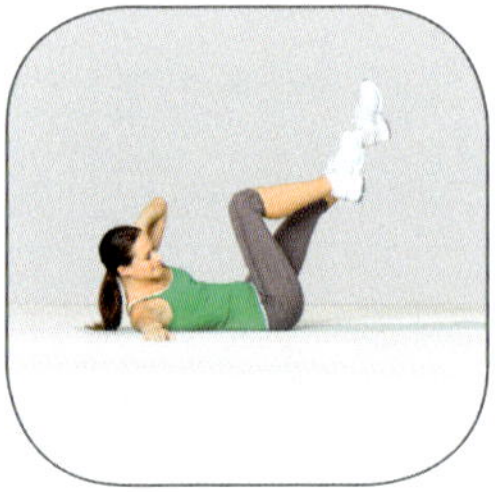

8. Schräger Crunch 2
(2 x 10 bis 15)

1 = Übung für Einsteiger, 2 = Übung für Fortgeschrittene

Maßarbeit für die Mitte

Die besten Übungen für einen attraktiven, straffen Bauch.
Schließen Sie am Ende des Trainings 2 bis 4 Stretches an.

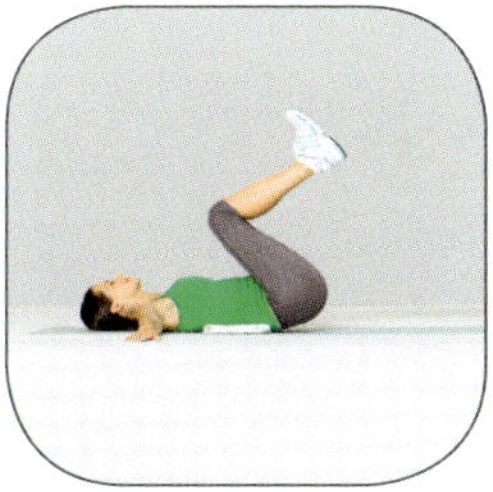

1. Reverse-Crunch 1 (2 x 8)

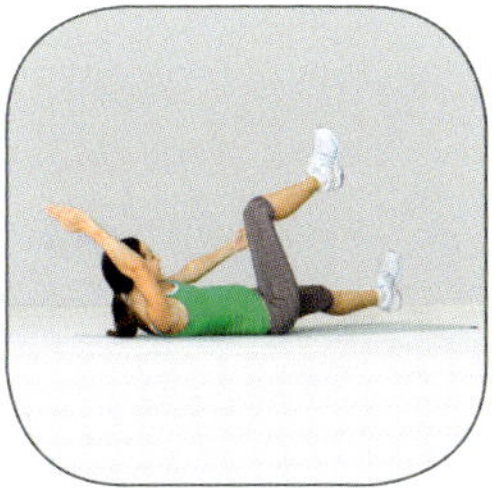

2. Radeln 2 (2 x 20)

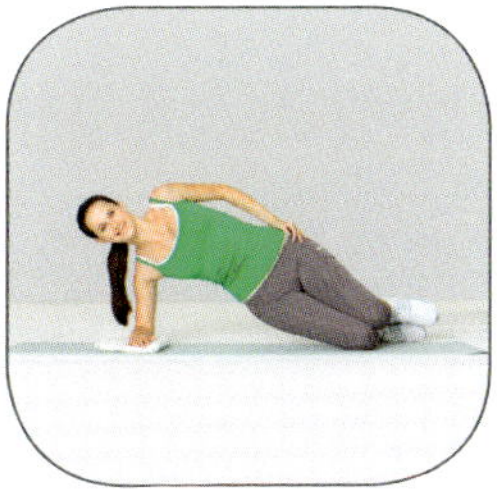

3. Seitstütz 1 (2 x 8)

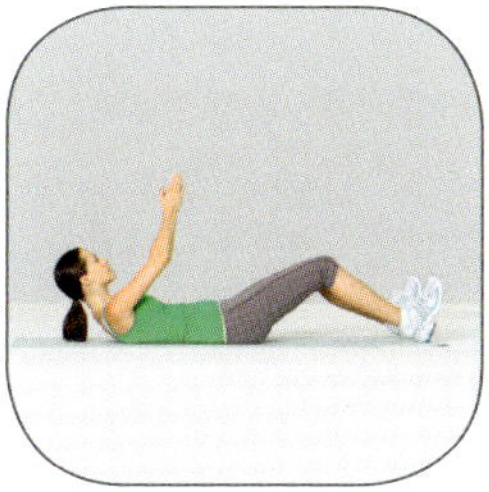

4. Crunches 1 (2 x max.)

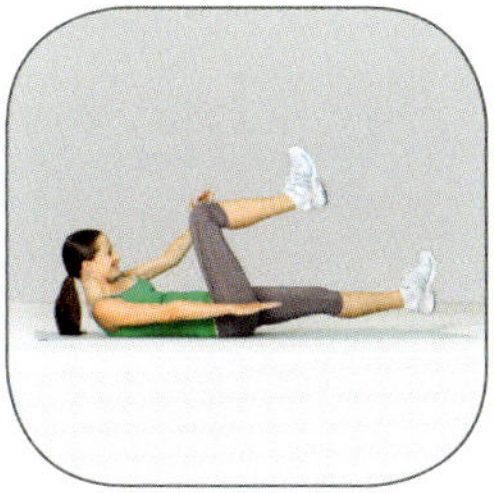

5. Static Push 2 (2 x 8)

Die Macht der Vorstellung
Konzentrieren Sie sich genau auf den Muskel, den Sie gerade trainieren: Stellen Sie sich vor, wie sich Ihr Becken auf die Rippen zubewegt, wenn Sie Ihre untere Bauchmuskulatur trainieren. Spüren Sie die Anstrengung, die Ermüdung und das anschließende Brennen in Ihrer Muskulatur.

1 = Übung für Einsteiger, 2 = Übung für Fortgeschrittene

Schöne Schenkel, klasse Kehrseite

7 Übungen für besonders attraktiv geformte Beine und einen knackigen Po. Schließen Sie am Ende des Trainings 2 bis 4 Stretches an.

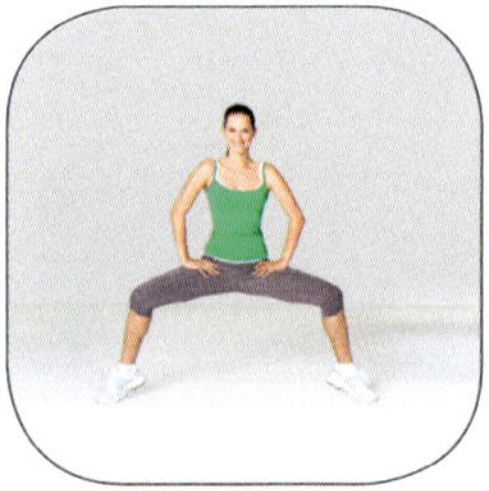

1. Beinkraft 1
(2 x 20)

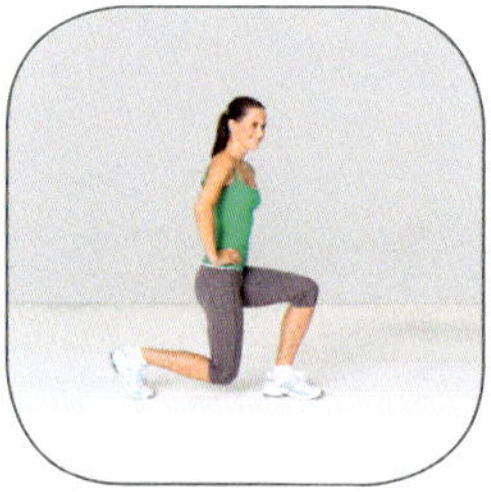

2. Beinlift 1
(2 x 15)

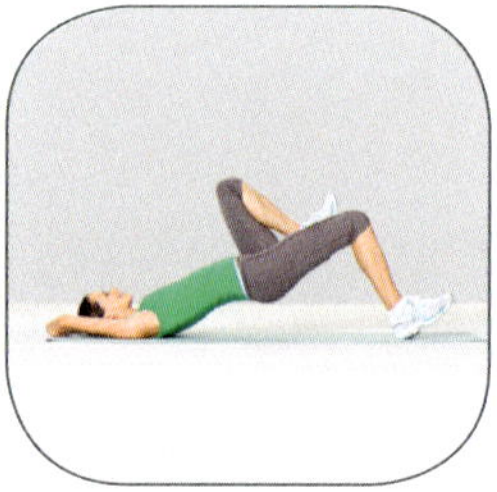

3. Fersenzug 2
(2 x 8)

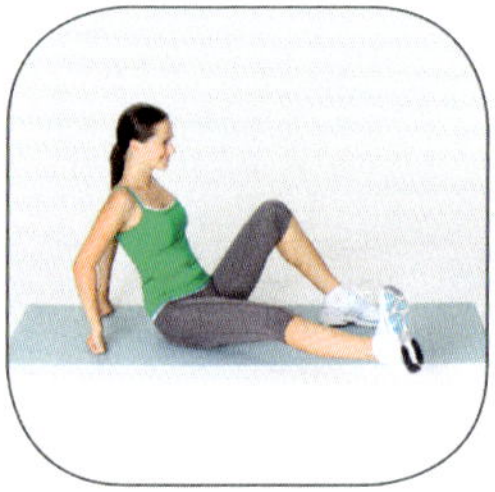

4. Seitlift 2
(2 x 20)

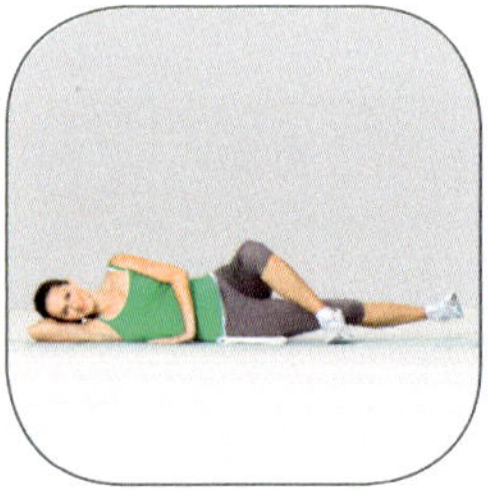

5. Gezielt straff 2
(2 x 20)

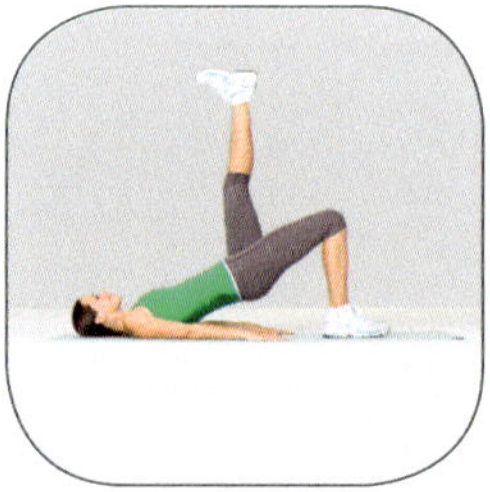

6. Po-Push 2
(2 x 10)

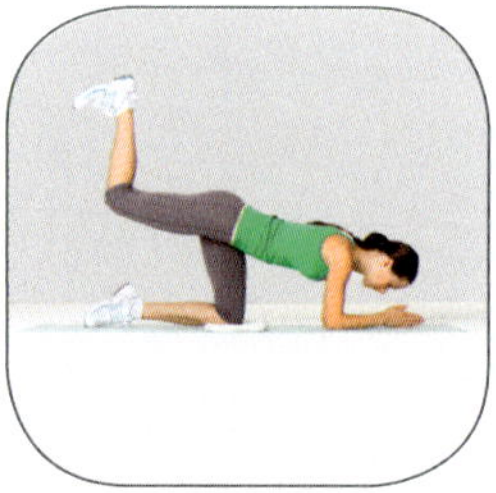

7. Vierfüßler 1
(2 x 20)

1 = Übung für Einsteiger, 2 = Übung für Fortgeschrittene

Fit mit jeder Faser

Fortgeschrittene werden mit diesem Zirkel voll gefordert. Zum Start und nach jeder Runde 3 bis 5 Minuten Seilspringen. Jede Übung für 60 Sekunden ausführen. Nach jedem Durchgang 15 Sekunden Pause. Schließen Sie am Ende des Trainings 2 bis 3 Stretches an.

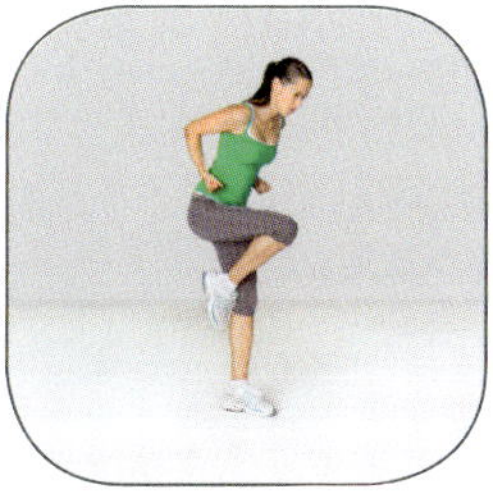

1. Po-Balance 1 (1 x 30)

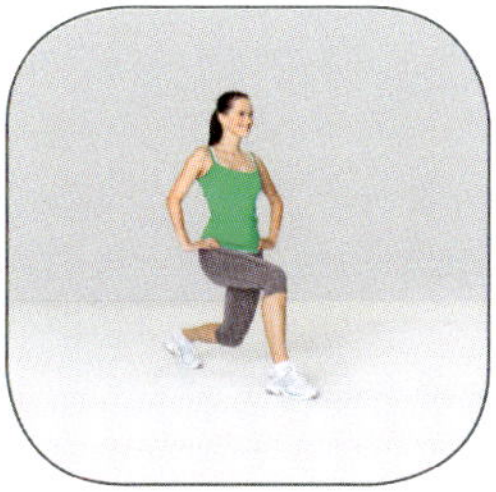

2. Ausfallschritt 2 (1 x 20)

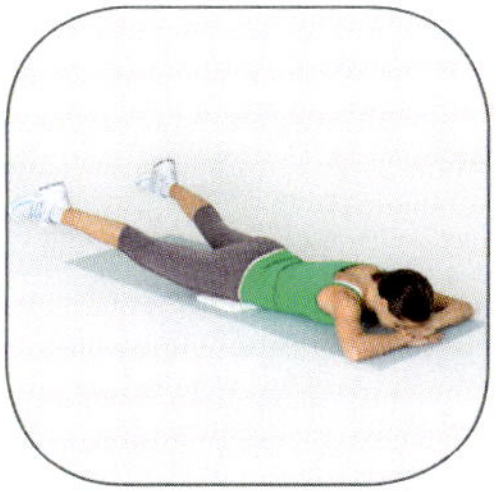

3. Po-Gym 2 (1 x 25)

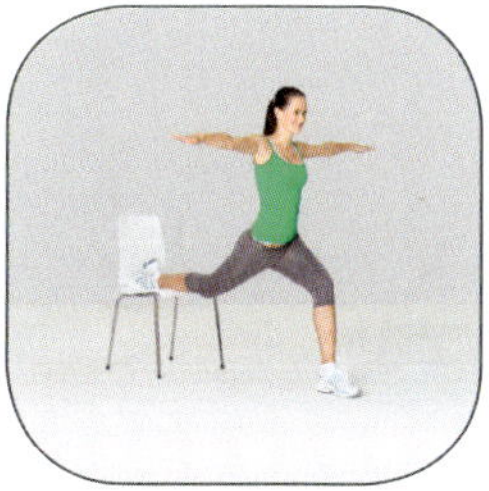

4. Beinkraft 2 (1 x 20)

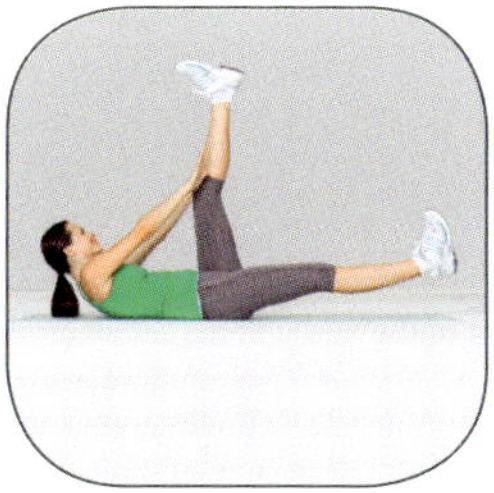

5. Beinscheren-Crunch 2 (1 x max.)

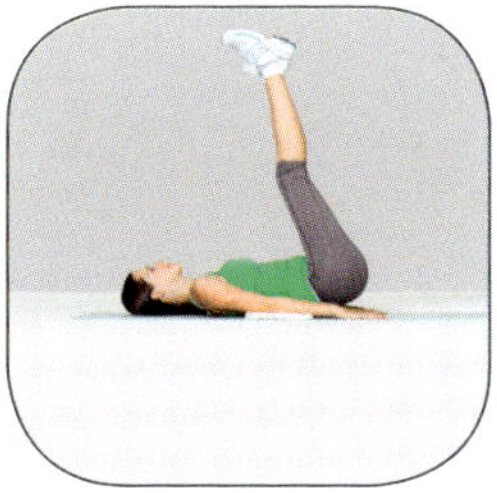

6. Reverse-Crunch 2 (1 x max.)

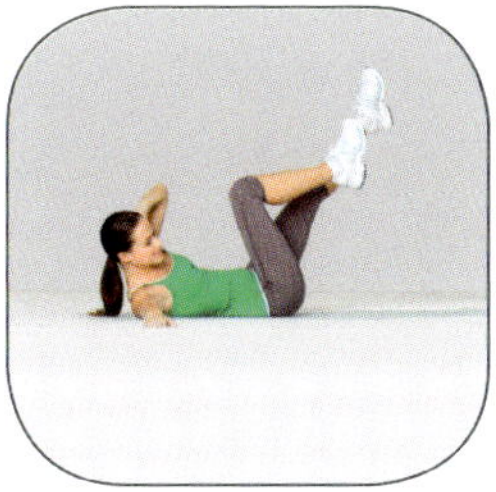

7. Schräger Crunch 2 (1 x max.)

1 = Übung für Einsteiger, 2 = Übung für Fortgeschrittene

Impressum

Wir danken yogishop.com, adidas.de und hess-natur.de für die freundliche Unterstützung der Fotoproduktion.

Redaktionsleitung: Silke Kirsch
Projektleitung: Esther Szolnoki
Lektorat: Birgit Dauenhauer, Regensburg
Umschlaggestaltung und -konzeption: Katja Muggli, München, unter Verwendung von Fotos von Emely, München
Layoutkonzeption: Katja Muggli, München
Bildredaktion und Leitung der Fotoproduktion: Sabine Kestler
Fotografie: Emely photography, München
Illustrationen: Mascha Greune, München
Satz und Produktion: Katja Muggli, München
Litho: Artilitho snc, Lavis (Trento)
Druck und Verarbeitung: Těšínská tiskárna, Český Tešín
Printed in the Czech Republic

FSC www.fsc.org
MIX
Papier aus verantwortungsvollen Quellen
FSC® C005833

Verlagsgruppe Random House FSC-DEU-0100
Das für diesen Titel verwendete FSC®-zertifizierte Papier *Profisilk* wurde produziert von Sappi Alfeld.

ISBN 978-3-517-08676-7
817 2635 4453 6271